U0247336

孕产妇全程保健

随身查

孟斐　编著

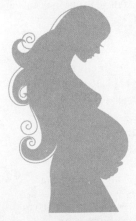

天津出版传媒集团

天津科学技术出版社

图书在版编目（CIP）数据

孕产妇全程保健随身查 / 孟斐编著 . —天津：天津科学技术出版社，2014.1（2024.4重印）

ISBN 978-7-5308-8742-4

Ⅰ . ①孕… Ⅱ . ①孟… Ⅲ . ①孕妇 – 妇幼保健 – 基本知识②产妇 – 妇幼保健 – 基本知识 Ⅳ . ① R715.3

中国版本图书馆 CIP 数据核字（2014）第 092663 号

孕产妇全程保健随身查

YUNCHANFU QUANCHENG BAOJIAN SUISHENCHA

策划编辑：杨　譞

责任编辑：孟祥刚

责任印制：刘　彤

出　　版：天津出版传媒集团
　　　　　天津科学技术出版社

地　　址：天津市西康路 35 号

邮　　编：300051

电　　话：（022）23332490

网　　址：www.tjkjcbs.com.cn

发　　行：新华书店经销

印　　刷：鑫海达（天津）印务有限公司

开本 880×1230　1/64　印张 5　字数 145 000

2024 年 4 月第 1 版第 2 次印刷

定价：58.00 元

PREFACE 前言

　　科学的怀孕、生产一直受到社会的广泛关注，也受到越来越多育龄妇女及其家庭的重视，顺利、愉快地度过孕产期，生育一个健康、聪明的宝宝是每个家庭的愿望。然而，由于个体的不同，难免在怀孕前的很长一段时间、怀孕的40周里以及产后出现这样或那样的问题。对于即将为人母的准妈妈来说，这一切充满了神秘感与无助感。作为新时代的女性，由于工作在外，怀孕、生产时父母可能不在身边，一次头晕、一次恶心、一次感冒，甚至一点小小的身体变化，都会令自己深受困扰而手足无措。

　　本书以科学的视角、通俗的语言、活泼的形式告诉准妈妈每周胎宝宝的生长情况和孕妇自身的变化，从孕前准备、孕期保养、胎教、分娩和产后护理五方面进行全面而系统的讲解。在孕妇保健部分，自孕前准备开始，从孕育新生命的第1周，一直到怀孕40周，在每一周对胎儿的生长情况，母体的变化，准妈妈的生活起居、饮食、护理细节，胎教知识，孕期检查，不适症状及胎教方案等方面都进行了详细讲解。在产妇保健部分，详细介绍新妈妈产褥期的身体变化、科学的生活护理方法及新生儿的哺育技巧，并列出了新

1

妈妈产后保健操和滋补食谱。此书如同一位贴心的妇产科医生和早教专家，贴心全面指导准妈妈处理孕产期所出现的各类不适或问题，教会准妈妈正确饮食、运动和休息，帮助准妈妈了解更多科学的分娩方法，以便使产程更顺利、更轻松。本书内容科学全面，将会告诉你孕期中你不知道的、想知道的和应该知道的一切，打消你在孕育过程中的全部顾虑，使你轻松愉快地度过一段奇妙的孕育之旅。

　　本书图文并茂，从准妈妈的实际需要出发，根据中国女性特有的体质、生活方式、孕产育儿环境等进行编写，因而更适合中国的准妈妈使用，是中国家庭必备的孕产全程指南。

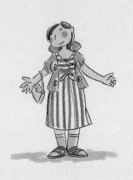

目录 CONTENTS

第一章
做好怀孕准备，生一个健康宝宝

第一节　计划怀孕的夫妻要知道的事 / 2

一、女性的最佳生育年龄 / 2

二、男性的最佳生育年龄 / 3

三、把受孕选在瓜果飘香的季节 / 4

四、今天也许是受孕的好日子 / 5

五、隔日同房更"幸孕" / 6

六、生男生女的奥秘 / 7

第二节　孕前准备事项 / 9

一、孕前注射疫苗 / 9

二、提前 10 个月要做的健康检查 / 11

第三节　孕前打造健康 / 13

一、提前 7 个月排出体内毒素 / 13

二、提前 6 个月治好牙病 / 13

三、孕前 3 个月的营养方案 / 14

四、提前养成运动的好习惯 / 14

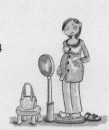

第四节　准孕妇要当心的事情 / 15

一、孕前需经医生指导的 9 种疾病 / 15

二、远离可能致畸的 8 类常用药物 / 17

三、压力和疲劳是"优孕"的敌人 / 18

四、过胖过瘦影响孕育 / 19

五、停止避孕后不宜马上受孕 / 20

六、关于遗传 / 21

第五节　准孕妇生活禁忌 / 23

一、不可勉强的性生活 / 23

二、不要再跟宠物腻在一起 / 24

三、远离烟酒 / 24

四、远离化学添加剂和咖啡因食品 / 25

五、其他饮食禁忌 / 27

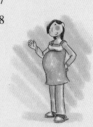

第二章
孕育新生命，打造平安妊娠期

第一节　一个新生命的缔造 / 30

第 1 周　精子与卵子 / 30

第 2 周　准妈妈的过渡期准备 / 34

第 3 周　一粒种子的诞生 / 37

第 4 周　胎宝宝找到了温暖的家 / 43

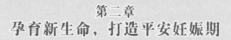

第 5 周　准妈妈出现早孕反应 / 48

第 6 周　宝宝像个字母 C / 53

第 7 周　胎宝宝开始有第一个动作 / 57

第 8 周　透明的小家伙 / 62

第 9 周　真正的小宝宝 / 68

第 10 周　经受生命的考验 / 74

第 11 周　宝宝的重要器官完全形成 / 79

第 12 周　不安分的小小舞蹈家 / 82

第二节　胎宝宝正在快速成长 / 88

第 13 周　谁在跟我打招呼 / 88

第 14 周　小下巴终于抬起来了 / 96

第 15 周　我会皱眉了 / 102

第 16 周　小淘气一阵乱踢 / 106

第 17 周　脐带是宝宝的第一件玩具 / 112

第 18 周　独一无二的指纹 / 118

第 19 周　开始监测胎动 / 122

第 20 周　我的头发长了 / 127

第 21 周　接受别人祝福的目光 / 133

第 22 周　我现在很清醒 / 139

第 23 周　宝宝的身材越来越匀称 / 144

第 24 周　噪声很讨厌 / 149

第三节　真正的小人儿日渐茁壮 / 156

第25周　第一次睁开眼睛 / 156

第26周　房子变小了 / 162

第27周　偶尔眨眨眼 / 166

第28周　在梦里吸吮妈妈的奶 / 171

第29周　大脑功能日渐完善 / 177

第30周　吵得人家睡不着 / 183

第31周　外边有个小太阳 / 187

第32周　我踢到了妈妈的胸 / 192

第33周　粉红色的小宝宝 / 199

第34周　有个结实的好身体 / 204

第35周　我是个胖娃娃 / 210

第36周　让妈妈看看我的小脚丫 / 216

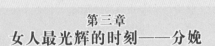

第三章
女人最光辉的时刻——分娩

第37周　蠕动着告诉妈妈：我很好 / 222

第38周　像小泥鳅一样光滑 / 228

第39周　小脑袋在向外顶 / 234

第40周　分娩进行时 / 240

第四章
科学坐月子，呵护母婴健康

第一节　新妈妈科学坐月子 / 256

一、4 种坐月子方式 / 256

二、如何促进子宫复原 / 257

三、月子里基本饮食方案 / 261

四、产后性生活注意事项 / 264

五、产后常见病症的预防与治疗 / 265

六、产后保健操的 8 个注意事项 / 269

七、新妈妈从抑郁阴霾中走出来 / 274

第二节　精心护理新生儿 / 276

一、细心观察新生小宝贝 / 276

二、正确哺乳，你做对了吗 / 278

三、小宝贝，大学问——科学护理新生儿 / 290

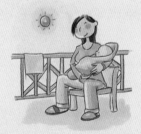

做好怀孕准备，
生一个健康宝宝

为了生一个聪明健康的好宝宝，在怀孕前可要做好充分准备，至少要给自己预留出至少1年的时间，这包括身体、心理、经济等多个方面的准备。只有做好了缜密的怀孕准备，才能够使你的宝宝健康、聪明。

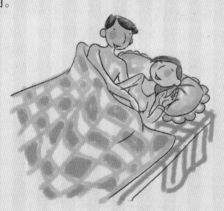

第一节

计划怀孕的夫妻要知道的事

一 女性的最佳生育年龄

　　选择在最佳年龄阶段生育，对于胎儿的生长发育和对孩子的未来成长都是十分有利的。科学研究表明：我国女性最佳生育年龄为 24 ~ 29 岁之间，男性在 30 ~ 40 岁之间。这个年龄段的男女青年身体发育成熟，生活上有一定经验，经济上也有了一定的积蓄，这都有利于对孩子的培养教育。

　　女性不宜过早生育。20 岁左右的女青年仍处于发育阶段，尤其是性腺和生殖器官尚未完全成熟，而怀孕、分娩需要消耗大量的体力和营养，十月怀胎到一朝分娩，从一个针尖大的受精卵发育到 3 千克左右的胎儿，所需要的一切营养都是由母体提

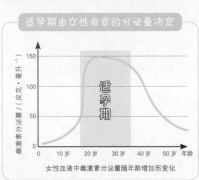

女性血液中雌激素分泌量随年龄增加而变化

供的，如果妇女本身尚未发育成熟，就要与胎儿平分某些营养物质，这样不但影响孕妇的自身健康，还会影响下一代的生长发育。过早地生育还容易发生难产，产妇和新生儿所面临的危险系数较高。

女性生育虽不宜过早，但也不宜过晚。如果女性到了30岁以后才第一次受孕，就会增加生育的困难，更主要的是卵巢功能逐渐衰退，卵子发生异常的可能性增加，使先天性畸形和痴呆儿的发生率增多。

适孕期由女性激素的分泌量决定女性的最佳生育年龄是多大呢？国内外医学家普遍认为是24 ~ 29岁。这是从女性的生理特点、母婴健康、优生优育等多方面来考虑的。这个时期女子的生殖器官、骨骼及高级神经系统已完全发育成熟，生殖功能处于最旺盛的时期，卵子的质量较高，怀孕后胎儿的生长发育良好，流产、早产、畸形儿和痴呆儿的发生率都比较低，生下的孩子大多聪明健康。这个时期女性的软产道伸展性好，子宫收缩力强，难产机会少，生育危险性小。

二 男性的最佳生育年龄

孩子的智力和体质与父亲的生育年龄也有一定的关系。有人曾对302个家庭的1150名子女进行调查，统计资料表明，智力和体力较好的人出生时，父亲的年龄为29岁左右。这是因为，男性的精子素质在29 ~ 30岁时达到最高峰，然后能持续5 ~ 6年的高质量。与女性一样，男性也不宜高龄生育。胎儿染色体异常的基因突变也与父亲高龄有关。超过 40 岁的男性将会使新生儿痴呆症的概率明显提高，而且每增长 5 岁，新生儿染色体异常的概率就会提高 1%。

三 把受孕选在瓜果飘香的季节

　　孩子的健康除了与后天的喂养、保健有关外，还与当初受孕的季节有关。一年有春、夏、秋、冬四个季节，到底选在哪个季节受孕最好呢？

　　一般说来，选在夏末秋初最为适宜。这样，早孕反应正值秋季，避开了盛夏的炎热对食欲的影响，而且，蔬菜、瓜果供应齐全，既能促进食欲，又能为母子提供充足的营养。等严寒的冬季和来年的初春携着风疹、流感等病毒而来时，妊娠已达中期，胎儿已平安地度过了致畸敏感期。分娩之时，正是春末夏初，气候温和，孩子出生后母亲哺乳、婴儿洗澡均不易受凉。居室可经常开门开窗，还可经常把孩子抱出去晒太阳，有助于胎儿的骨骼生长。当婴儿渐渐长大，需要大量添加辅助食品时，已进入冬季，这样又避开了肠道流行病的发病高峰。

　　当然，最佳受孕季节也是相对的。我国各地气候差别大，生活习惯也不尽相同，所以准备怀孕的夫妻应因地制宜，综合考虑。

　　孕育季节虽然不能生搬硬套，但一定要尽量避开

11 ～ 12 月。如果在这段时间受孕，临产期就处在炎热的夏季，不仅宝宝要经受炎热的考验，产妇也容易发生产褥期中暑，增加患病的概率。

四 今天也许是受孕的好日子

女性每月有 6 天时间为受孕最佳时机，即排卵前 5 天及排卵当日。排卵日在下次月经来前 14 天左右，大约就是月经周期中间。女性通常会在这几天有小腹下坠样疼痛及乳房胀痛感。那么如何找准自己的排卵日呢？

○**测定基础体温** 人在经过较长时间睡眠后醒来（一般在清晨），尚未进行任何活动时所测得的体温，为基础体温。正常情况下，育龄妇女的基础体温于月经前半期较低，排卵期更低，排卵后 24 小时到几天内可突然或缓慢上升 0.3 ～ 0.5℃，并一直持续到下次月经来潮时才开始下降。测量基础体温最好从月经来潮第一天开始，坚持每天测量，并用坐标纸记录，以便观察分析。

○**推算月经周期** 月经周期推算方法仅适用于月经周期比较有规律的女性。方法为从月经来潮的第一天算起，倒数 14（±2）天就是排卵期。例如，月经周期为 28 天，如果这次月经来潮的第一天是在这个月 28 日，那么这个月的 12、13、14、15、16 日就是排卵日。

○**观察宫颈黏液变化** 身体准备排卵的时候会分

泌出黏液，它能润滑宫颈，从而方便精子与卵子相会。在排卵期之前黏液透明有弹性，呈鸡蛋清状，用手指尖碰一下就能拉出很长的丝。排卵期之后，黏液通常会变稠，然后慢慢干掉。采集宫颈黏液时，可以用卫生纸或干净的手指轻拭阴道口。

五 隔日同房更"幸孕"

○**同房不宜过少或过频** 长久以来人们普遍认为，在妻子最易怀孕之前的几天里，男人应当禁欲，目的是使精子的数目积累得多一些。这种说法并不准确。因为性生活过少时，不利于精子与排出的成熟卵子相遇，受孕机会自然较低。医学家研究发现：同房次数越多，受孕的概率越大。但并不是说每日同房就会使怀孕的可能性增至最大。

有些人为了更快怀孕，总是执着于频繁同房，结果适得其反。如果每日同房，甚至每日多次同房，就

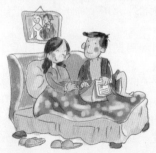

会导致精液量减少和精子密度降低，精子活动率和生存率显著下降，使精子在女性生殖道里的行进能力、与卵子相会的"后劲"大大减弱，受孕的机会自然就大大降低了。

○**隔日同房最佳**　实际上隔日同房，怀孕的概率为 22%，而每日同房，仅将这个数目增至 25%。但是，如果间隔时间过长，比如每周一次，怀孕的概率就会降至 10%。因此，在最佳受孕时段内，隔日同房是既科学又容易实现的最佳频度。

六　生男生女的奥秘

人体有 23 对染色体，22 对为常染色体，1 对为性染色体，人的性别就是由这 1 对性染色体决定的。男性的 1 对性染色体为 XY 染色体，女性的 1 对为 XX 染色体。正常精液中含 X 和 Y 的精子数是基本相等的，因此生男生女的机会也基本相等。

随着时代的进步，一般人都能够以平常的心态看待子女性别，但也有一些人依然重男轻女，这是违反自然规律的。

如果人们都想要男孩，会造成社会上男女性别比失衡，甚至产生对社会安定极为不利的因素。

不过，如果遇到某种特殊情况，就必须对孩子的性别做出选择，如患有"X 连锁显性遗传病"的男性患者只遗传给女孩，如遗传性肾炎、先天性眼球震颤等。为避免这些伴性遗传病或缺陷，主动采取一些相应措施是必要的，为此，有研究人员经过调查后发现，大致有 7 个因素可能会对受精卵的性别产生影响：

（1）同房时间影响：带 X 染色体的精子活动力较慢，

但存活时间较长，故在排卵前数日同房，生女孩概率大。带Y染色体的精子活动力强，但存活时间短，故在接近排卵日同房，生男孩概率大。

（2）酸碱环境影响：带X染色体的精子喜欢酸性环境，而带Y染色体精子喜欢碱性环境，所以调整饮食习惯，多吃肉类食物，可以提高生女胎的概率；反之，多吃蔬菜类食物则易生男孩。

（3）怀孕时年龄影响：孕妇25~29岁之间生男孩的概率比生女孩的概率大；夫妇年龄每增加5岁，生女孩概率增加1‰；丈夫年纪太大，妻子易生女孩。

（4）孕妇体质影响：如果孕妇属先天营养不良体质，则生男孩的概率要多一些。

（5）季节影响：北半球国家的女性夏冬两季受孕较易生女孩，而春秋受孕则较易生男孩。

（6）金属元素影响：妊娠前6周常吃咸的和富含钾、钠的食物，可以增加生男孩的概率。

（7）药物影响：如果在医生指导下用药物进行人工促排卵后，新生婴儿的性别比，女性明显多于男性。

第二节
孕前准备事项

孕前注射疫苗

乙肝疫苗

如果你没有任何慢性疾病，到目前为止还很健康，那么你这时可以去打疫苗了。我国目前还没有专为女性设计的怀孕免疫计划，但是专家建议准备怀孕的女性一定要提前 11 个月注射乙肝疫苗。

风疹疫苗

如果孕妇在妊娠期患风疹，风疹病毒可以通过胎盘感染胎儿，所生的婴儿可能成为未成熟儿，可能患先天性心脏畸形、白内障、耳聋、发育障碍等症，称为先天性风疹或先天性风疹综合征。为了保险起见，建议准备怀孕的你给自己留出充足的时间，提前 8 个月注射风疹疫苗。并在 2 个月后确认体内是否有抗体产生。

提前 5 个月做抗体检测

检查一下注射乙肝和风疹疫苗后，是否有抗体产生。如果没有产生抗体应该及时补种，以免影响你的怀孕计划。疫苗能使人的血清中产生具有免疫功能的蛋白质，这种蛋白质即是抗体。抗体只能跟相应的抗原起作用，如乙肝抗体只能对乙肝病毒起作用。

孕前 3 个月可供选择的疫苗

可根据自身的情况，结合医生的建议，考虑是否需要注射其他疫苗。

○**甲肝疫苗** 甲肝病毒可通过水源、饮食传播。怀孕之后，因为内分泌变化和营养需求大增，肝脏的负荷加重，抗病能力随之减弱。如果准备怀孕的你，经常出差或时常奔赴饭局，应至少在怀孕前 3 个月注射此种疫苗。

○**水痘疫苗** 如果在怀孕早期感染水痘，会引起胎儿先天性水痘或新生儿水痘，如果在怀孕晚期感染，则可能导致孕妇患严重肺炎甚至危及生命。由于水痘具有较强的传播性，因此应结合自身职业和所在地区的特点，考虑是否注射水痘疫苗。

○**流感疫苗** 这种疫苗的有效期较短，抗病时间只能维持 1 年左右，并且只能预防几种流感病毒。通常说来，流感疫苗适于儿童、老人及抵抗力相对较弱的人群。准孕妇可以根据自己的身体状况来做决定。

○**狂犬疫苗** 这属于事后注射疫苗，也就是在被动物咬伤后再注射。只要在生活中注意防范，这种麻烦是完全可以避免的。若不慎被动物咬伤，必须征求医生的意见，然后考虑注射。

无论是注射何种疫苗，都应遵循至少在怀孕前 3

个月注射的原则。另外，疫苗毕竟是病原或降低活性的病毒，并非打得越多越好。坚持锻炼、增强体质，才是防病的根本。

二 提前 10 个月要做的健康检查

建议你在准备怀孕的前半年就进行一次身体检查，对身体的各个脏器，如心脏、肝脏、肾脏等，做一次全面系统的检查。如果某些系统曾患有疾病，就应当请医生检查，是否已痊愈或者已好转。医生告诉你适合怀孕时，方可怀孕。

一般的健康检查包括以下几个方面：

○**测量血压** 看血压是否偏高或偏低，在受孕前应把血压控制在正常的水平。

○**妇科检查** 一些生殖道致病性微生物，如真菌、滴虫、淋球菌、沙眼衣原体、梅毒螺旋体等会引起胎儿宫内或产道内感染、

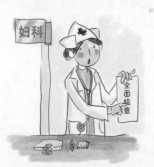

影响胎儿的正常发育，还会引起流产、早产。如有感染，应推迟受孕时间，进行治疗。

○**宫颈涂片** 宫颈涂片是从子宫颈部取少量的细胞样品，放在玻璃片上，然后

在显微镜下研究是否异常。通过这项检查，医生可以检测到子宫颈细胞微小的早期变化。

○**血常规和血型** 了解血色素的高低，若有贫血可以先治疗，再怀孕；了解凝血情况，如有异常可先治疗，避免生产时发生大出血等意外情况；了解自己的血型，万一生产时大出血，可及时输血。

○**尿检查** 了解肾脏的一般情况和改变，其他脏器的疾病对肾脏功能有无影响，药物治疗对肾脏有无影响等。

○**便检查** 查虫卵、潜血试验、检验粪便中有无红细胞、白细胞，排除肠炎、痔疮、息肉等病变。

○**肝、肾功能检测** 检查肝、肾功能的各项指标，可诊断有无肝脏及肾脏疾病、疾病的程度以及评估临床治疗效果和预后。

○**其他检测** 如果你已经超过 35 岁，那么最好再做乳房 X 线摄影。如果你曾与艾滋病或肝炎患者有过亲密接触，最好请医生安排检查，确认是否患病。如果你原本有一些慢性病，如贫血或习惯性流产等，医生可能会建议你做一些特殊的检查。

第三节
孕前打造健康

一 提前 7 个月排出体内毒素

从日常饮食中注意摄取以下食物，可帮助排出人体内的毒素。

动物血：猪、鸭、鸡、鹅等动物血液中的血蛋白被胃液分解后，可与侵入人体的烟尘发生反应，以促进巨淋巴细胞的吞噬功能。

韭菜：富含挥发油、硫化物、蛋白质，膳食纤维等营养素，其粗纤维可助排泄体内毒物。

海鱼：含多种不饱和酸，能增强身体的免疫力。

豆芽：贵在"发芽"。无论黄豆、绿豆，发芽时产生的多种维生素都能够消除体内的致畸物质，并且促进性激素生成。

二 提前 6 个月治好牙病

80%的女性在孕期容易出现牙周病和其他牙齿疾病，如牙痛、牙龈炎、牙龈出血、龋齿等。牙病不仅影响孕妇的健康，严重的还会导致胎儿发育畸形，甚至流产或早产。

关于牙齿疾病，不管从治疗手段，还是用药方面都会有很多禁忌，因此应该在怀孕前6个月就去看看你的牙齿有没有问题，防患于未然。如果牙齿损坏严重，只剩下牙根或残缺的牙冠，虽然不痛，也应该在怀孕前拔除。

三 孕前3个月的营养方案

○**叶酸，你坚持补了没有？** 医生建议，准备怀孕的妇女应每天服用400微克的叶酸，以预防胎儿、婴儿发生神经管畸形。

○**营养储备，该开始了** 孕期营养极为重要，但要保证孕期营养，还得从准备怀孕的3个月前就开始积极储备。

四 提前养成运动的好习惯

养成有规律的运动习惯，这不但对现在的你有很大的好处，对怀孕期的体重控制也会有帮助。不过，运动不可以过度，否则就会出现问题。当你想怀孕时，不要过度锻炼身体，也不要突然增加运动量，更不要从事高度竞技的运动。找一种你喜欢、能持续、适合任何季节的运动，最好是能强化背部及腹部肌肉的运动，这将对怀孕有很大帮助。

第四节

准孕妇要当心的事情

一 孕前需经医生指导的 9 种疾病

贫血

在妊娠前如果发现患有贫血，首先要查明原因，确定是属于哪一种原因引起的贫血，然后进行治疗。

高血压

在受孕前应按医生嘱咐进行合理治疗，把血压控制在允许的水平，自觉症状基本消失，即可以妊娠。但应比一般孕妇更注意孕期检查，经常测量血压，并提防妊娠高血压综合征的发生。

肾脏病

严重的肾脏病患者不宜妊娠。症状较轻，而且肾功能正常者，经过医生允许可以妊娠，但要经过合理治疗，必须把水肿、蛋白尿和高血压等症状控制住，妊娠后也应警惕妊

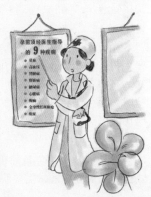

15

娠高血压综合征的发生。

肝脏病

在妊娠后，应坚持高蛋白饮食和充分休息，加强孕期监护。

糖尿病

如属于轻型糖尿病，不用胰岛素就可以控制血糖，或虽用胰岛素，但用量不大，没有明显的肝、肾、眼底损害者，且体质较好，可以在正确治疗控制好血糖的情况下受孕。怀孕后要加强产前检查和自我保健，饮食控制更应严格些，并要取得糖尿病医生的指导。

心脏病

所有的心脏病患者必须经医生同意后，方可妊娠。有些心脏病患者还需要用一些药物，甚至必须在医院住院接受治疗，不可大意，整个孕期都应取得医生的指导。

癫痫

如果正在服用药物治疗癫痫，在怀孕之前，一定要先告诉医生，并将所用的药物种类及剂量详细告知。有些药物在怀孕时服用是安全的，因此，准备怀孕时，医生会将药物改为怀孕期间可以继续服用的苯巴比妥之类的药物。

全身性红斑狼疮

全身性红斑狼疮目前仍无法完全治愈，治疗的方式也因人而异，通常需要服用类固醇。如果罹患此病，最好在计划怀孕前，与医生做详细讨论，征得医生同意。

癌症

癌症病人在痊愈之前不应怀孕，否则会影响患者的营养和体力，也可能促使癌症的复发和转移；且维持治疗的药物多对胎儿有毒性作用，会发生胎儿畸形、流产、早产。

患者是在妊娠期内发现癌症的，应迅速终止妊娠，保护孕妇，及早治疗癌症；如果临近生产，也可以进行引产或剖宫产，然后治疗癌症。

如果患者曾经得过癌症，不论是哪一种癌症，都应该在计划怀孕之前，告诉医生，或者在发现怀孕以后，尽快告诉医生，以取得相应的指导。

远离可能致畸的 8 类常用药物

抗生素

土霉素可造成胎儿短肢畸形，囟门隆起，先天性白内障，妊娠末期服用可造成儿童期牙釉质发育不良；链霉素、庆大霉素类药物可损害胎儿第八对脑神经，导致先天性耳聋，还可损害肾脏功能；新霉素可使胎儿的骨骼发育异常，以及出现骈指、先天性白内障、智力障碍和肺、肾小动脉狭窄等。

激素类

如甲己烯雌酚、孕酮、雄激素、泼尼松。口服避孕药可致胎儿生殖器官畸形，使女胎男性化、阴蒂肥大、阴唇融合，男性胎儿尿道下裂。

抗癫痫药

苯妥英钠，可使胎儿发生唇裂、腭裂、小脑损害和先天性心脏病。

抗肿瘤药物

在妊娠早期服用腺嘌呤、环磷酰胺，可引起胎儿无脑、脑积水、腭裂和死胎。

镇静安眠药

可引起多种畸形，氯丙嗪可产生视网膜病变。

抗疟药

如奎宁、氯喹乙胺嘧啶，可致胎儿发生畸形及其他缺陷，如耳聋、四肢缺损、脑积水等。

抗过敏药

如氯苯那、苯海拉明，可使胎儿肢体缺损、唇裂及脊柱裂等。

活血化瘀的草药

如丹参、红花、大青叶等，可引发胎儿肢体畸形。

三 压力和疲劳是"优孕"的敌人

现代心理学研究和临床调查表明，精神心理因素在很大程度上影响女性的生育状况。生活中经常可见一些难以受孕的女性本已打算不生孩子了，没想到精神压力解除后竟意外怀孕了。对于这种现象，有关专家的解释是，人的心理因素对性腺激素的分泌、女性的生殖功能以及体液调节有很大影响，如抑制排卵、使子宫和输卵管痉挛及宫颈黏液分泌异常等，这些心理因素导致的生理异常都会干扰女性正常受孕。因此，一定要调整好怀孕前的情绪，减轻精神压力，从而更好地受孕。

同时，尽量不再出差、加班或者熬夜，进行强体力劳动等。因为性生活要消耗一定的体力，且身体疲劳或精神疲惫时同房会影响性生活质量，也会损害身体健康，如果此时受孕，还会影响下一代的正常发育。

四 过胖过瘦影响孕育

现代医学研究表明，肥胖可引起女子闭经、月经不调和不孕等。据统计，以往月经正常而肥胖后发生月经异常的女子中，继发性闭经、月经稀少或过多等发生率为50%；不孕症发生率为18.5%，较一般同龄女子高8.5%～11.5%。肥胖女子不仅不易受孕，且怀孕后的产科并发症也较多。过度肥胖引起的妊娠高血压综合征、巨大胎儿、胎盘早期剥离、难产及胎死子宫的发病率都远远高于正常体重的女子。由于肥胖影响生儿育女，因此，通过适当的锻炼和调节饮食来控制体重，对育龄女子来说是非常必要的。

但女性太瘦弱，过于"骨感"也会影响孕育。那些为了追求骨感美的女性要提高警惕。研究发现，一些女性为了骨感而过多素食，摄入的食物中所含蛋白质过少，会导致激素分泌失常，月经周期紊乱，生殖功能异常，甚至严重影响生殖能力。

五 停止避孕后不宜马上受孕

避孕药

目前国内使用的长、短效口服避孕药大多含有性激素，其作用机制是利用大量外源性激素的使用，抑制机体内源性激素的分泌，干扰子宫内膜的正常增生和分泌，影响宫颈黏液的成分和黏稠度，从而达到避孕的目的。因为是激素类药物，停止服药后需要几个月的代谢期才能将残余药物完全排出体外，若待月经完全正常再怀孕，就不会对孩子有影响了，这段时间可用"安全套"来避孕。

子宫内节育器

宫内节育器就是放在子宫内，作为人体内一种与身体组织完全不同的东西，使子宫腔和输卵管的内环境发生一系列变化，影响精子的活动，使之难以和卵子会合；即使能会合（受精），受精卵也不能或不容易在子宫内"安家落户"，从而起到避孕作用。要想怀孕，需要取出子宫内节育器，取节育器的最佳时间是在月经净后 3～8 天。一般说来，宫内节育器取出后，子宫腔和输卵管的内环境很快就能恢复到原来的状态。但如果有发炎的迹象，一定要先治好炎症后再怀孕。取出避孕器后，建议同房时可先用"安全套"，恢复一段时间后再受孕。

皮下植埋避孕药

现在有些妇女采用皮下植埋法避孕，植入物缓慢而恒定地释放出孕激素，从而影响卵泡的发育或使卵泡发育不全；使子宫颈黏液变得厚而黏稠，阻止精子从宫颈进入；抑制子宫内膜的生长，使受精卵不能种植。最好在取出"植埋物"后，经过身体的调节，待一切恢复正常后再考虑怀孕。一般经过两三个月的过程，生殖器官或体内代谢便可达到一种良好状态，这时就不用再隔着"安全套"了，可随时准备怀孕。

六 关于遗传

半数遗传

身高：决定身高的因素 35% 来自父亲，35% 来自母亲。

身材：父母肥胖，使子女们有 53% 的概率肥胖；若一方肥胖，概率下降到 40%。

秃头：父亲是秃头，遗传给儿子的概率有 50%，就连母亲的父亲，也会将自己秃头的 25% 的概率留给外孙们。

青春痘：若父母双方都患过青春痘，子女们的患病率将比无家族患病史者高出 20 倍。

少白头：属于概率较低的隐性遗传，因此不必过分担心父母的少白头会在孩子的头上如法炮制。

声音：通常男孩的声音大小、高低像父亲，女孩像母亲。但是，这声音会受父母生理解剖结构的遗传所影响。音质如果不美，多数可以通过后天的发音训练得到改变。

高度近视

高度近视是常染色体隐性遗传病，也就是有关近视的一对基因都是本病的致病基因时才发病。如果只是其中一个基因是致病的，而另一个基因是正常的，则不发病，只是致病基因携带者。譬如父母亲都不是近视眼，却都是高度近视基因携带者，虽然他们本人不显示近视，但他们的致病基因遗传给孩子，使孩子具备了两个近视基因，故而使孩子成了近视眼。

高度近视眼（600 度以上者）的男子与高度近视眼的女子结合，子女发病的概率在 90% 以上。如果与近视眼基因携带者结合，子女可能有半数是高度近视，而同正常视力或中低度近视者结合，子女发生近视眼的概率是 10%。

第五节

准孕妇生活禁忌

一 不可勉强的性生活

强行同房

一般而言，男子的性欲强于女性，而且往往急于求成，性欲一来，不顾女方的身体、情绪，粗暴地强求房事，这样易使妻子得不到快感而被迫应付，从而恐惧、厌倦性生活，导致性冷淡。结果，一方面不易受孕，另一方面，即使受孕，母体当时的情绪对胎儿的生长发育也极为不利。

浴后房事

洗澡时逆向血液循环加快，皮肤血管充分扩张，这种生理变化情况要持续一段时间。浴后如立即房事，会使血液循环平衡失调，从而影响身体健康和胎儿发育。

过饥过饱时同房

饮食后，气血集中于胃肠，应适当休息，以利于消化吸收。如果经常饱食后同房，会造成食欲缺乏、性欲减退，甚至引发慢性胃病。反之，饥肠辘辘，人的体力下降，精力不充沛，此时同房往往不易达到满意的效果，也不易受孕。

忍尿同房

忍尿同房有较大的危害。由于尿液充盈膀胱，此时如果同房，往往会导致下焦气机壅滞，气血瘀阻，引起尿道与膀胱病变。

二 不要再跟宠物腻在一起

孕期最好把家里饲养的小动物送人，因为各种宠物身上有一种叫作弓形的寄生虫。

正常人感染弓形虫大多没有明显症状，只有少数人会有低热、流鼻涕等症状，并且可自愈。但对于即将担负孕育重任的女性来说，就应该另当别论了。如果妇女不慎感染，就可能将弓形虫传染给肚子中的宝宝，甚至导致早产、流产等严重后果。

三 远离烟酒

准备怀孕的女性要远离酒，女性饮酒过多，可影响女性性腺，使其提早出现绝经。此外，会增加胎儿畸形的发生率。

吸烟对女性的危害极大，主要表现在以下几个方面。

引起不孕：据国外研究人员称，吸烟能使卵子的受精能力大大降低，并且香烟中的化学物质可以杀死吸烟妇女卵巢中的一半卵子。因此，吸烟者患不孕症的可能性比不吸烟的人高2.7倍。

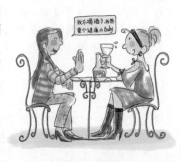

致流产：吸烟女性孕期出现流产的可能性比不吸烟女性高10倍，吸烟母亲的胎儿出生前后的死亡率也偏高。此外，吸烟母亲的婴儿患先天性心脏病的概率也增加一倍。

影响子女智力及发育：孕妇吸烟对其子女的智力和身体发育都有不良影响，儿童在学龄前，会出现一些心理和生理功能上的障碍，入学后他们的阅读和运算能力也比不吸烟女性的孩子要差，身高往往也低于不吸烟女性的孩子。

四 远离化学添加剂和咖啡因食品

远离化学添加剂

孕妇应注意食物中是否含有太多化学成分。例如午餐肉、香肠、腌肉、熏鱼、熏肉等这些腌熏食品都含有亚硝胺，食用过量的话可致胎儿畸形。这些食品腌制过程中加有硝酸钠、亚硝酸钠等防腐物质，这些化学物质能够导致胚胎畸变，并且能使体内血液的含氧量降低，出现头晕、疲倦、头痛、发热、腹痛等症状，所以怀孕前尽量不吃含化学成分的腌制食品。

避免经常食用人工甜味食品，尤其是添加了大量甜味剂的饮料，因为这些食品含有大量的食品添加剂、色素和防腐剂等物质，经常食用会对人体肝脏和神经系统产生危害，对孕妇和胎儿危害较大。因此，尽量选用新鲜天然的绿色食品。

暂时告别咖啡因食品

大量的咖啡因在一定程度上改变女性体内雌激素、孕激素的比例，从而阻碍受精卵在子宫内安家落户。同时，它在体内很容易通过胎盘吸收进入胎儿体内，危及胎儿的大脑、心脏等重要器官。同时，摄取太多咖啡因会影响胎儿的骨骼成长，有可能出现手指、脚趾畸形，也会增加流产、早产、婴儿体重过轻或患先天性痴呆的概率。因此，打算怀孕的女性最好暂时告别含有咖啡因的饮品，如咖啡、茶、可乐等。

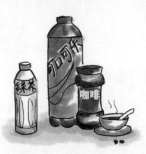

五 其他饮食禁忌

清洗果蔬不可马虎

蔬菜、水果表面残留有一定量的农药，因此，食用前，蔬菜应充分清洗，水果应去皮后再食用，以免农药在体内聚集，引起中毒，或影响受孕及胎儿的发育，导致胎儿畸形，甚至引起孕妇流产、早产和死产。

拒绝油炸食品

油炸食品含有较多的铝及含苯环的芳香族化合物，对人体有多种危害，不仅会加速衰老，影响胎儿发育，而且可诱发癌症、畸形等。

高糖饮食危害大

含糖量过高的食品（或热量过高容易使人发胖的食品）以及过咸、过辣的食品危害大，如奶油、糖果、糕点、巧克力等。因为这类食品含热量较高，食用过多将导致体重剧增、脂肪蓄积、组织弹性减弱，还会因肥胖易患妊娠中毒征、糖尿病、肾炎等病症，并且分娩时易造成难产甚至大出血。因此，准备怀孕的女性应减少糖的摄入。

多盐饮食要不得

准备怀孕的女性应逐渐习惯低盐饮食，最好每天进食氯化钠不能超过 6 克。过多进食氯化钠，怀孕后易引起水肿，血压升高。如果准备怀孕的女性患有某些疾病，如心脏病、肾病等，应从妊娠开始就吃低钠盐，如在妊娠期发现患有妊娠高血压综合征，也应减少盐的摄入量。

忌用铝制品烹调食物

铝元素是一种低毒金属元素，它并非人体需要的微量元素，虽不会导致急性中毒，但食品中含有的铝元素超过国家标准就会对人体造成危害。长期摄入会损伤大脑，导致痴呆，还可能出现贫血、骨质疏松等疾病，对孕妇和胎儿危害很大。

第二章

孕育新生命，
打造平安妊娠期

　　怎样轻松、平安、顺利地度过孕育小宝贝的生命历程？本章将详细介绍每一周内胎宝宝的生长情况和孕妇自身的变化，准妈妈科学饮食策略、生活护理方案、安全运动计划、胎教知识以及在生活中应该注意的事项，准爸爸应该做的事——全方位细心呵护准妈妈和宝宝一起成长的每一天……

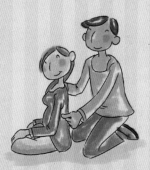

第一节

一个新生命的缔造
——第一阶段护理方案

第 1 周 精子与卵子

精子与卵子

此时你的"孩子"还只能以精子和卵子的"前体"状态，分别存在与你和你的伴侣体内。精子和卵子的质量，与父母的身体状况息息相关。卵子是由卵巢产卵上皮的原始卵母细

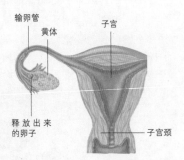

精子与卵子结合后，形成受精卵，最终会在子宫内着床。

胞发育成熟而来。卵巢的产卵机制是不连续的，女性青春期发育以后，每一个规则的月经周期排出一个成熟卵子，直到绝经期。精子是在睾丸中的几百万条曲细精管内产生的。男性青春期发育以后，睾丸便拥有延续不断的生精能力。成年人睾丸重 10 ~ 20 克，而平均每克睾丸组织每天可产生约 1000 万精子。一般到

40 岁后，生精能力逐渐减弱。女性的卵子排出后可以存活 24 小时，卵子的活力最佳时间为排出后 15~18 小时不等，精子每次排出几亿个，能存活 2~8 天。

检测排卵

你可以自己测算排卵周期，即月经周期。主要方法是基础体温法，即每天早晨醒来后身体不做任何运动，用体温表测出体温。坚持做一个月后，就可以制成一个曲线的基础体温表。一般排卵期的体温会升高 0.3~0.5 度。

此外，可用优生检测镜检测。每天清晨滴一滴唾液在检测镜片上，将其风干或烤干，如果看到"羊齿状"的图像，则说明到了排卵日。还可以观察阴道黏液的变化，在排卵日前 1~2 天，阴道分泌物增多，呈清澈透明状，用指尖触摸能拉出很长的细丝，出现这样的白带说明马上要排卵了。在排卵期你就可以做好迎接新生命的准备了。

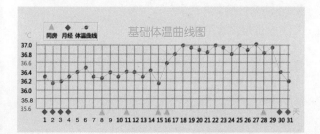

31

准妈妈的生活护理方案

· 创造舒适的居住环境

居室中应该整齐清洁，安静舒适，宽敞明亮，通风通气。最好保持一定的温度，即 20～22℃。保持一定的湿度，即 50％ 的空气湿度。居室中的一切物品设施要便于孕妇日常起居，消除不安全因素。

· 远离环境污染

化学物质：如果某些金属或化学物质污染了环境，对孕妇和胎儿都会产生不利影响，如镉、铬、镍、钼、锂、铅、砷、苯以及农药等。这些物质可能影响胎儿的发育或导致畸形，甚至引起孕妇流产、早产和死产。

有毒气体：空气污染乃优生之大敌，尤其在妊娠早期，孕妇若经常吸入有害有毒气体——二氧化硫、一氧化碳、氮氧化物、氯化物、浮尘和焦油等，可以通过血液循环，长驱直入至胎儿体内，严重干扰胎儿的正常生长发育，甚至引起胎儿畸形或自然流产。

· 注意生殖器官卫生

要做好外阴的清洁卫生，养成经常清洗"下身"的习惯。清洗外阴时要用清洁的温水，不宜用凉水或过热的水；用具（毛巾、盆）要专用，不要与洗脚用具混用；清洗外阴的顺序是由内向外，从前向后，动作要轻柔、仔细。

另外，大便后要由前往后擦拭，以免将粪便带到阴道及尿道口造成感染，而且要养成经常更换内衣、内裤的习惯。

妊娠期常见不适和问题

·焦虑情绪危害大

孕妇因焦虑情绪所引起的一系列生理变化，可通过胎盘传递给胎儿，影响胎儿的健康发育，甚至影响到婴儿出生后的智力发展，严重者可导致胎儿畸形甚至流产。研究还发现，妊娠头3个月内，孕妇受惊吓、过分忧虑、情绪紧张，是引起腭裂以及兔唇畸形的重要原因之一。

·学会克服不良情绪

孕妇自身亦应了解焦虑情绪的危害，学会克服不良情绪。首先要树立自信，不要无端担忧，杞人忧天。其次思想要放松，分娩要经过阵痛是自然现象，情绪过分紧张，给自己带来的痛苦反而会更大。同时，孕妇尽量不要看有恶性刺激的电影与电视节目，以免引起过度的情绪波动。

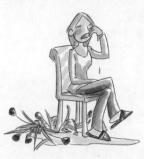

第2周 准妈妈的过渡期准备

从这周起，你的排卵期就会开始，在月经前第13~20天时是你的最佳怀孕期，你可以与丈夫共同调整身体健康状态，在最佳时间完成你们的使命。

选择一家好医院

应当根据自己的健康状况、需要、经济条件、居住地点及医院所提供的医疗服务水平为自己选定一家孕期保健和分娩的医院。一定要去正规大医院或正规专科医院，还要注意了解医院妇产科的医疗和服务水平，是否提供人性化的孕期和围产医疗保健服务。

选择你信赖的产科医生

第一次怀孕，第一次到医院的产科门诊，你可能有点担心。通过医院的医生情况介绍栏，你可以选择值得信赖的产科医生，每次都由这位医生帮助你做产前检查，在孕期发生的事情、你的想法、疑问，你都可以与这位产科医生进行讨论，直至分娩。

准妈妈的生活护理方案

· 别碰引起皮肤过敏的物质

防腐剂、芳香化合物、色素是孕期绝对不能"碰"的物质。同时，它们还会引起皮肤过敏。

·防晒不能再美白

孕期不要使用具有美白功效的防晒护肤品。因为一些具有美白功能的防晒护肤品中添加了有害金属元素如汞、铅、砷，或使用了大量研细的钛白粉。皮肤长期吸收汞等有害元素会导致神经系统失调，视力减退，肾脏损坏，听力下降，皮肤黏膜敏感，且有害元素可由母体进入胚胎，影响胚胎发育。

·常见疾病合理用药

孕期中并发一些常见病，如感冒、腹泻、尿路感染等，可在医生指导下使用药物。

（1）感冒等呼吸道疾病：可使用感冒冲剂、板蓝根冲剂、双黄连口服液或头孢拉定、头孢氨苄等。

（2）尿路感染：除多饮水外，可服用头孢类及阿莫西林等药物。避免使用喹诺酮类药物（诺氟沙星、氧氟沙星、环丙沙星），否则会影响胎儿骨骼。

（3）腹泻与胃肠炎：可口服小檗碱、阿莫西林、十六角蒙脱石、复合维生素 B 等。

妊娠期常见不适和问题

·高龄初孕妇怎样加强孕期保健

为了保证高龄初孕妇的孕期健康安全，同时避免生出有先天性畸形的孩子，高龄初孕妇应从确诊怀孕时起，每半个月检查 1 次，要特别注意血压和尿的检查，以便及时发现妊娠中毒症。孕 11~13 周时做 B 超检查胎儿羊水 NT 值，如 NT ≥ 3，有唐氏儿的风险，即使 NT 值正常也应在 15~16 周予改羊水穿刺，分析染色体、决定胎儿是否有染色体异常，如果异常需要考虑终止妊娠；在孕 22 周时，可以通过 B 超做大体畸形筛查，了解胎宝宝的器官发育是否异常，如有异常，需要考虑在 27 周前终止妊娠；进入孕晚期，需要增加产检的密度，不断监护胎宝宝器官、羊水、脐带、胎盘等发育是否正常，一直到分娩。

高龄初产妇由于骨骼、肌肉的弹性有所下降，在分娩前需检查产道是否正常，胎儿能否在产道顺利娩出。如果胎儿大小适宜在产道自然娩出，这当然最好；如果胎位不正、胎儿过大或产道不正常，一般以采取剖宫产为好，以防止因难产、滞产对产妇及胎儿造成严重危害。高龄初产妇、初产妇要特别注意孕期、产期的精神卫生，不要过于紧张或焦虑不安，应该相信在现代医疗条件下，高龄妇女在怀孕及分娩中出现的问题都是可以解决的，高龄妇女同样可以获得健康的孩子。

第 3 周 一粒种子的诞生

受精卵变成了小"桑葚"

第 3 周时精子和卵子已经结合在一起形成受精卵，受精卵有 0.2 毫米大小，重 1.505 微克。受精卵经过 3 ~ 4 天的自由运动到达子宫腔，在这个过程中由一个细胞分裂成多个细胞，并成为一个总体积不变的实心细胞团，因这个实心细胞团形状像桑葚，所以称为桑葚胚。

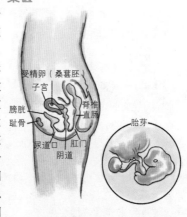

受精卵（桑葚胚）
子宫
膀胱
脊椎
耻骨
直肠
尿道口
阴道
肛门
胎芽

"梨子"有点软了

子宫像一个倒放的梨，约鸡蛋大小，位于骨盆腔中央。妊娠期间，这个"梨子"的变化非常明显，一旦怀孕，子宫颈和子宫体的交接处便开始软化。

准妈妈还没有自觉症状

本周的准妈妈自身可能还没有什么感觉，但在你的身体内却在进行着一场变革。

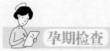 孕期检查

· **出现什么征兆要去医院检查?**

（1）月经过期了。

（2）恶心。

（3）小便次数多。

（4）乳房着色。

· **第一次孕期检查医生会问什么?**

本次妊娠情况，包括孕妇的月经周期、最后一次月经、停经后的情况（腹痛、阴道流血、妊娠反应等）。以前妊娠情况，包括妊娠次数、分娩次数、流产次数、人工流产方式等。既往病史，包括孕妇既往有无心、肝、肺、肾等慢性疾病史，手术外伤史，药物过敏史。丈夫健康状况。有无家族遗传性疾病史。

· **第一次孕期检查项目**

全身检查，包括进行常规体格检查，注意测量血压、体重，检查心脏及乳房健康状况。

妇科检查，包括了解子宫大小、产道和子宫周围有无病变存在。

辅助检查，包括查血常规（红、白细胞计数）、血型、凝血时间；尿常规（尿蛋白、尿糖、尿沉渣镜检）；乙肝五项、肝肾功能、母血甲胎蛋白、梅毒反应检查。

·孕期不宜进行 X 线检查

胚胎在妊娠 12 周内，X 线对它有很强的致畸作用。孕妇使用放射性核素碘治疗时，经胎盘到达胎体，可破坏胎儿甲状腺功能，引起胎儿甲状腺功能减退或无脑。

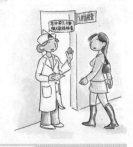

准妈妈的科学饮食策略

·酸味食品的宜与忌

孕妇嗜酸味食品是有好处的，因为酸味食品可刺激胃液分泌，提高消化酶的作用力，促进胃肠蠕动，改善孕期内分泌变化带来的食欲下降以及消化功能不佳的状况。

需要注意的是，吃酸味食品要讲究科学性，也就是说，孕妇宜食用西红柿、橘子、杨梅、石榴、葡萄、苹果等新鲜果蔬，不要吃人工腌制的酸菜、醋制品。

·脂肪要补，适可而止

脂肪是孕妇不可缺少的养分之一，也是胎儿正常发育所必需的。为保证胎儿的需求，孕妇每天应从食油、动物油、鱼等食物中摄取脂肪酸 11 ~ 12 克。但这并不是说脂肪补充得越多越好，因过多摄入脂肪可能增加所生女婴成年后罹患生殖系统癌症的危险。

准妈妈的生活护理方案

·孕妇洗澡有讲究 ❯❯

（1）采取淋浴方式。

（2）不要超过 15 分钟。

（3）水温不能太高。

·暂时节制房事 ❯❯

一旦确定怀孕了，就要暂时节制房事。因为从受孕开始的最初 3 个月，是胚胎的初始发育阶段，胎盘尚未形成，胚胎附着在母体子宫内并不牢靠，往往容易掉下来，造成流产。所以，在妊娠的头 3 个月里最好不要同房，尤其是婚后多年不孕和曾经有过自发流产史的妇女更要注意。

胎教知识的了解与应用

·欣赏音乐 ❯❯

优美动听的音乐，使孕妇不安的心情得以缓解，在精神上得到安慰，使心脏血管、消化器官及内分泌系统都处于正常的状态之中；平衡的旋律和节奏能使胎儿情绪安宁，有利于胎儿的发育。

·唱歌 ❯❯

孕妇每天哼唱几首自己喜爱的抒情歌曲，将会收到十分满意的效果。

另外，父亲低音唱歌或大提琴独奏，胎儿最容易接受，不管父母是不是五音不全，都不要放弃对胎儿的歌唱。

妊娠期常见不适和问题

·估算预产期

推算预产期比较简单的方法是：最后一次月经头一天的月份加上9（或减3），日期加上7。比如4月12日是最后一次月经的头一天，则预产期是明年的1月19日。

这种算法，会因月份的不同而有1～2天的误差，例如3月29日是最后一次月经的头一天，若依公式算法，预产期为明年的1月5日，但若根据280天一天一天地算，则为明年的1月3日，原因在于每个月份的天数不一。所以若依据公式算法，如果最后一次月经日在3、5、12这3个月份的，所推算之预产期必须再减2天；如果在4、7、10、11月者必须减1天，其他月份则不必改动。

预产期的推算，只是提供预产期来临时间的判断，可说是一个参考值，事实上真正于预产期当天生产的例子，少之又少。在临床上，凡是预产期前后 2 周内分娩均属于正常。

完美准爸爸行动

·孕期检查，准爸爸做"全陪"

丈夫通过直接参与孕期检查，不仅会对胎儿的存在和成长有直接感受，而且孕期女性的生理变化也需要丈夫的监控和了解。

·帮妻子调适心理

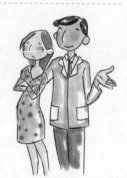

由于妊娠造成体内激素的变化，女性在怀孕期间身体上会有很多不适，使得女性承受着各种心理压力，从而引发烦躁、易怒、脆弱、担心过度、伤心流泪等不稳定情绪。因此女性在怀孕期间，丈夫的经常陪伴非常重要。丈夫应当了解妻子的心理需求，对于她的情绪波动能够及时加以开导，将有助于减少孕期抑郁症的发生，可以起到增进夫妻感情、巩固家庭的作用。

这时候做丈夫的还要主动承揽一些家务，尽量减少家庭琐事对孕妇的刺激，并且帮孕妇制订食谱，保证均衡的营养。

第4周 胎宝宝找到了温暖的家

这是我的床

当受精卵进入子宫内膜之后,子宫膜上的缺口迅速修复,把受精卵包围,这意味着受精卵"着床"了。着床发生在受精后的第 7 ~ 8 天,此时的受精卵称为囊胚。

蜕膜准备好营养了

在本周,受精卵着床后,准妈妈的子宫内膜会因为人体绒毛膜激素(HCG)的作用而迅速增厚,并且有大量的血管增生。此时的子宫内膜称

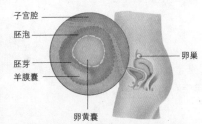

子宫腔
胚泡
胚芽
羊膜囊
卵巢
卵黄囊

这时的胚胎长约 1 毫米,像一颗苹果籽。

为蜕膜,它像一张宽厚而柔软的床,为胚胎的生长发育提供营养做好了充分的准备。

敏感的准妈妈感到比平时疲倦

由于体内激素的升高,有些敏感的准妈妈,可能会感到比平时疲倦些,或者下腹部有些胀闷的感觉。受精卵种植到子宫壁上时,有些人会有少量的出血。

孕期检查

·血常规的检查

在怀孕的早、中、晚期均要进行。一般每月查一次。了解血红蛋白、白细胞及血小板的情况。妊娠后由于胎儿的需要和血容量的增加，常常发生贫血。通过动态检查血液中的血红蛋白含量，可以了解身体内造血情况和铁储备的情况，使孕妇能有意识地补充相应的营养物质。

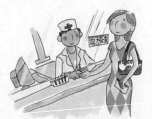

·尿常规的检查

一般也应每月检查一次，可以了解尿中有无蛋白、尿糖、尿酮体、红白细胞等。通过尿常规的检查，可以协助了解孕妇肾功能，有无妊高征、糖尿病、酸中毒及有无泌尿系统的感染等。

·血型检查

为分娩时做可能输血的准备，预测有无血型不合的可能。血型为 Rh 阴性的孕妇，其丈夫为 Rh 阳性时，应检查孕妇血液相应的抗体效价，因为在这种情况下，输血容易导致母婴的 Rh 血型不合，病情严重的话，会引起胎儿或新生儿的免疫性溶血及贫血，又称新生儿溶血症。

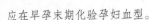

应在早孕末期化验孕妇血型。

·肝肾功能检查

肝肾功能检查是孕期必须检查的化验项目。不正常的肝肾功能会直接影响正常妊娠过程，此外有极少数孕妇还会发生急性脂肪肝、妊娠特发性肝内胆汁淤积综合征等，可借助肝功能化验及时诊断。

准妈妈的科学饮食策略

1.早餐 鸡蛋、全麦面包，提供维生素B、维生素E、膳食纤维和铁。水果口味甜酸奶，含钙、维生素C和膳食纤维。一杯橘子汁含丰富的维生素C和必要的水分。

2.上午点心 全麦面包含有膳食纤维；酸酵母和花生酱分别提供维生素B和蛋白质；香蕉含有钾，钾有助于铁的吸收；牛奶含有蛋白质和钙。

3.午餐 花椰菜和干酪汤含有叶酸、钙和蛋白质；土豆有丰富的糖类和膳食纤维；沙丁鱼供给钙和维生素D。

4.午后点心 随时可吃些生菜茎秆，富含维生素和矿物质。

5.晚餐 鸡肉富含蛋白质，糙米富含糖类和膳食纤维，再加点蔬菜就是营养均衡的饮食。甜点吃新鲜水果，提供带有自然甜味的膳食纤维。

6.夜宵 牛奶、干酪和饼干提供钙、钾和膳食纤维。

准妈妈的生活护理方案

·孕妇安然度夏注意事项 >>>

避免劳累

盛夏酷暑，天气闷热，人们的心情难免会有些烦躁。孕妇因为生理变化情绪容易出现波动，再加上孕妇的体力消耗较大，很容易感到疲劳，比常人更容易感觉热。这种情绪也会干扰子宫内胎儿生长的环境，而过度劳累可能导致孕妇晕厥、胎动不安或早产。

出行要防暑

孕妇中暑轻则头晕、胸闷、多汗、恶心，重则高热、昏迷、抽搐，严重者会导致胎儿宫内窘迫、宫内死胎、死产、早产等。所以，预防中暑关系到母亲和胎儿的安危，不可轻视。因此，孕妇增强防暑意识很重要，应尽量减少户外活动，尤其要避免在中午高温时段外出，一旦外出要做好防暑措施。

准妈妈的安全运动计划

·几则简单的水中有氧运动 >>>

手臂纤细运动：双臂向前，掌心朝下，双臂向下绕一圈（如同游泳的手臂滑水姿势），记得在每次滑动当中手掌里面一定要"舀"满水才有效。

腹臀曲线：双手以比肩宽的距离握住游泳池边缘，肩膀不动，双脚左右互跳。诀窍是只用腰部以下的力量，而且要抬头挺胸收腹，只有这样，才能塑造出令人羡慕的曲线。

塑腿形：张开双臂向后抓住泳池边缘，背部靠着游泳池边缘，使大腿浮上来，两腿一上一下地交叉运动，经常这样，可以让大腿内侧的赘肉消失得无影无踪。

 完美准爸爸行动

·准爸爸爱心分配任务

准妈妈完全可以快乐安全地做家务，一如既往地学习和工作。准爸爸则要比以往操心一些，主动承担一些家务。

重体力活、攀爬：需要腹部用力、弯腰、下蹲、久站、向上"够"的所有家务；需要在过凉、过热、空气不良环境中作业的家务；需要速度的活；需要到拥挤的环境中做的事等。

举例：搬煤气罐，换桶装饮用水，购买并提较多物品回家；晾衣物、倒垃圾、端盆、拖地；用凉水洗衣服、做饭、烧烤；赶在关门前或收车前去邮局、商店，或者必经没有红绿灯的人行横道；到超市、农贸市场、车站等。

第5周 准妈妈出现早孕反应

"小海马"分层了

进入怀孕第5周，囊胚在子宫内着床后，向四周扩展，一端的细胞团内开始由一层从靠近囊胚腔的扁平细胞分化出来，成为胚胎原始内胚层。其余较大的细胞就变成柱状细胞，形成胚胎的原始外胚层。此时，小胚胎比上周略大了一点点，外观就像个"小海马"。逐渐地，在胚盘内、外两胚层之间，由外胚层分化出一层细胞，形成胚内中胚层。到现在为止，三胚层就形成了。

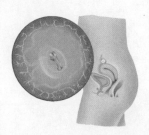

胎盘开始工作了

胎盘是由胎儿绒毛膜及母体子宫蜕膜共同组成的盘状结构。这时，早期供给胎儿营养的胎盘开始工作了，当然绒毛和脐带也在这时候启动，正式发挥它们的作用。

准妈妈感觉到恶心

怀孕早期的主要症状是恶心，也许有呕吐症状。这种症状通常从早晨开始，随着一天中活动的增加而逐渐好转。清晨恶心通常在6周时开始，到第13周以后逐渐好转。

准妈妈的科学饮食策略

·吃进去就是营养

一般在本周准妈妈会出现早孕反应，因此不必在早孕期强迫孕妇增加营养，能吃多少就吃多少，吃进去就是营养。应保证热量和蛋白质的供应，以清淡为主。主食馒头稀饭，副食青菜豆腐和其他豆制品，鸡蛋等。如果反应不重可进食一点鱼，尽量避免选用带防腐剂和添加剂的食品。

·孕早期营养食谱

虾仁鲫鱼汤

【原料】虾仁少许，鲜鲫鱼150克，葱、姜、盐各适量。

【制作】①将鲜鲫鱼去鳞、鳃，剖腹去内脏，洗净。②将虾仁放入鱼腹中，投入锅内（砂锅最好），加水适量，烧开。③锅内的汤烧开后，放姜、葱、盐，即可食用。

【功效】此汤健脾开胃，利湿止呕，适用于恶心呕吐、不思饮食或病后食欲缺乏。

准妈妈的生活护理方案

·床上用品要精挑细选

停经后嗜睡，是早孕反应的表现之一，也是妊娠早期的生理需要。为了给孕妇创造一个良好的休息环境，选择床上用品应该考虑以下4点：

（1）铺：孕妇适宜睡木板床，铺上较厚的棉褥，避免因床板过硬，缺乏对身体的缓冲力，从而翻身过频，多梦易醒。

（2）枕：以9厘米（平肩）高为宜。枕头过高迫使颈部前屈而压迫颈动脉。颈动脉是大脑供血的通路，受阻时会使大脑血流量降低而引起脑缺氧。

（3）被：理想的被褥是全棉布包裹棉絮。不宜使用化纤混纺织物做被套及床单。因为化纤布容易刺激皮肤，引起瘙痒。

（4）帐：蚊帐的作用不仅能够防蚊挡风，还可吸附空间飘落的尘埃，以过滤空气。使用蚊帐有利于安然入眠，并使睡眠更加深入。

准妈妈的安全运动计划

·让你的脚能够承受生命之重

孕期要经常活动踝骨和脚尖儿的关节。由于胎儿的发育，孕妇体重将会日益增加，脚部的负担会慢慢加重，因此必须平时注意多做脚部运动，让你的脚承重能力更强。

脚心不离开地面，脚尖尽量往上翘，呼吸一次把脚放平。同样的动作要反复做几遍。

坐在椅子上，把左腿搭在右腿上，将左脚的脚尖和脚腕慢慢地旋转活动一会儿，然后换另一条腿。

胎教知识的了解与应用

·别让胎教成为你的负担 ►►

专家提醒忙得不亦乐乎的准妈妈，其实科学的胎教一般是指正常孕妇在保证充足营养和休息的前提下，从怀孕4~5个月开始，对胎儿实施定期和定时的声音和触摸刺激，为胎儿生长创造一个良好的环境，也为婴儿出生后接受教育和促进智力发展打下一个良好的基础。也就是说，胎教并不等于提前学习，不是给腹中的孩子传授知识或提前教会他们什么技能。而母亲的喜怒哀乐却能直接影响胎儿，所以准妈妈们千万不能让胎教成为负担，心情愉悦、身体健康最重要。另外，胎教不要过早，如音乐胎教一般需要在6个月之后；胎教的时候要适度，不要每天都进行复杂的项目，搞得准妈妈身心俱疲，胎儿也得不到很好的休息，甚至可能对宝宝的发育造成不良影响。

妊娠期常见不适和问题

·宫外孕的征兆 ►►

（1）疼痛：如果孕妇感到下腹部突然剧痛、绞痛、刺痛，有时会发散到与腹痛同侧的肩部，肛门坠胀、有便意，任何下腹部疼痛越来越剧烈，出现疼痛局部化和疼痛性质改变得快时，一定要马上就医。

（2）出血：宫外孕引发大出血之前，通常只有一点点出血甚至没有出血。如果出血的话，血量可能多也可能少，可能是一小块棕色的污渍，或不断流出深红色的血。出血可能在感到疼痛之前或之后发生。

（3）恶心、呕吐伴随眩晕：当疼痛越来越剧烈，疼痛的部位越来越集中，出血量越来越多，颜色也越来越红时，孕妇出现恶心、呕吐及眩晕，感觉越来越虚弱，脉搏跳动也越来越快。

如果你有上述任何宫外孕的症状，必须及时就医。

 完美准爸爸行动

·得了传染病的准爸爸要与准妈妈隔离

常见的传染病有乙型病毒性肝炎、开放性肺结核、梅毒等。孕前发现准爸爸有乙型肝炎或为无症状的乙肝病毒携带者时，可以让准妈妈进行乙肝疫苗的预防注射。妊娠之后发现准爸爸为乙肝病毒携带者，可对胎儿进行乙肝疫苗及乙肝免疫球蛋白的预防注射。

在疾病流行的季节，准爸爸和准妈妈一样要少去公共场所，准爸爸一旦得了传染病，最好要与准妈妈隔离。

第6周 宝宝像个字母C

胎宝宝长出小鼻孔

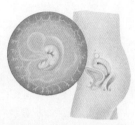

从本周起，胚胎的生长速度开始加快。尽管此时胎儿的心脏很小，并且目前还只有一个心室，但是它早已能够进行有规律的自主跳动了。连接大脑和脊髓的神经管已经闭合，消化管道开始形成。胚胎开始出现面部特征，两个鼻孔在脸上清晰可见；脖子和小下巴也正在成形。胎儿身体蜷缩，类似英文字母的C字。胚胎的上面和下面开始长出像蓓蕾一样的幼芽，这将来是孩子的胳膊和腿。

"葡萄柚"在偷偷长大

如果这时做盆腔检查的话，医生就知道你的子宫已经悄悄长大了，跟小个儿的葡萄柚差不多。随着子宫的增长，你可能会感到下腹部疼痛，还有的孕妇能感觉到子宫收缩。

准妈妈越来越懒了

大多数准妈妈此时开始变得慵懒，在白天也感到昏昏欲睡。准妈妈越来越讨厌人多的地方，不愿做家务，不想说话，只想静静地待在家里。这种异常的疲倦通常过了前3个月就会消退。

53

准妈妈的科学饮食策略

·5个饮食方案缓解早孕反应

（1）少吃多餐：为减少呕吐反应，三餐切勿多食，以免引起胃部不适或恶心呕吐；加餐，即准备少量、多品种的食品，如苏打饼干、咸味面包、口味清淡的点心、奶制品、瓜子等，感觉胃部不适时，吃即可有所缓解。

（2）注意调味，促进食欲：孕妇可随意选用酸梅、杏、柑橘、咸菜、牛肉干、陈皮梅、冰激凌、冰棍、酸奶、凉拌粉皮、凉拌西红柿、黄瓜等，以增进食欲，多吃蔬菜等还可以起到通便作用。

（3）不要"因吐废食"：不要怕引起早孕反应而拒食。即便是吐了，仍要再吃，只要有一部分食物留在胃里，就可供消化、吸收。

（4）增加体液，以免脱水：频繁呕吐者应选择稀粥、藕粉、酸梅汤、西瓜汁、山枣汁、椰子汁及多汁的水果，这样既增加水分、营养，又可促进食欲。

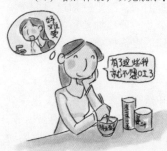

（5）避免不良刺激：如避免油腻、炒菜味及其他异味的刺激。

准妈妈的生活护理方案

·4条妙计帮你缓解早孕反应

1.心理调节

多进行适当的文体活动，阅读书报，夫妻间的愉快交谈，尽可能地增加一些欢乐气氛，转移和分散集中在呕吐上的注意力。丈夫的体贴、亲属、医务人员的关心，能解除孕妇的思想顾虑，增强孕妇战胜妊娠反应的信心；另外舒适、宽松的环境，也可使症状减轻。

2.适量活动

适当参加一些轻缓的活动，如室外散步、做孕妇保健操等，都可愉悦心情，强健身体，减轻早孕反应。

3.远离异味

尽量远离厨房的油烟味，因为孕妇的味觉比较敏感。

4.穴位按摩

孕妇每天呕吐剧烈时，自己用手指交替按摩左右两侧的内关穴（在两前臂内侧，距腕部三横指的正中线上）和足三里穴（在膝关节髌骨下四横指，于胫骨前缘旁一横指处）。方法是用食指在穴位处稍用力地按压与揉动，每回连续20～30次，可助止吐。

妊娠期常见不适和问题

·孕期"滴滴答"——苦恼的妊娠尿失禁

对于胎儿过大或多胞胎产妇等有骨盆受力过重的疑虑者，需经常做产前检查，以事先防范；针对有骨质疏松疑虑的妈妈或者已发生有尿失禁产妇，应建议提早做骨盆收缩运动，以强化骨盆肌肉张力。经由收缩会阴的肌肉，每次 10 回，连续 10~12 次，一天 4 次，可增强尿道、阴道、直肠上的肌肉，产后骨盆的支撑力也会明显增强。

多数妊娠尿失禁患者产后基本可复原。基于怀孕妇女的饮食及用药均对胎儿有所影响，所以即使针对急迫性尿失禁，也因可能会发生药物不良反应影响胎儿而暂不予考虑。

完美准爸爸行动

·夏日请把空调温度调高一点

准爸爸在这个夏天只好委屈一下吧，适宜的做法是把空调温度调到 26℃以上。另外，准妈妈从空调房间出来到户外之前，准爸爸还要提前将空调温度再调高一点，能使温差有个过渡，这样对准妈妈和胎宝贝才是最安全的。

第7周 胎宝宝开始有第一个动作

宝宝是个大头娃娃

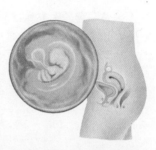

怀孕进入第7周了,这时的胚胎像一颗豆子,大约有12毫米长。此时胚胎已经有了一个与身体不成比例的大头。而且胚胎的面部器官十分明显,眼睛就像个明显的黑点,鼻孔大开着,耳朵有些凹陷。胚胎上伸出的幼芽看上去已经很明显,手和脚看起来像小船桨一样,其他部分的成长还包括垂体和肌肉纤维。虽然还听不到胎心音,但是胚胎的心脏已经分成左心房和右心室,并开始有规律地跳动,每分钟大约跳150下。

在本周的中间,胚胎开始有第一个动作,遗憾的是你感觉不到,大约需要等到20周时你才能享受到与胎儿一起做健身操的乐趣。

准妈妈突然任性起来

现在孕妇情绪波动很大,有时会很烦躁,甚至像小孩子一样任性。但是应该注意的是,早孕6～10周是胚胎腭部发育的关键时期,如果孕妇情绪过分不安,会影响胚胎的发育并导致腭裂或唇裂。

准妈妈的科学饮食策略

·4种必需营养素究竟该怎么补

1.蛋白质

对于非孕妇而言，蛋白质是用于修复组织的。而妊娠中的你将利用蛋白质供胚胎、胎盘、子宫和乳房的生长和修复。妊娠期每天摄入的蛋白质一般为 168～196 克。

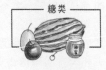

2.糖类

妊娠期间来自糖类的热量应占你饮食中总热量的 60%，摄入充足的糖类会防止酮体形成。因为糖类摄入不足时就会造成酮体积蓄，高浓度的酮体对胎儿有害。

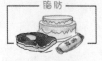

3.脂肪

妊娠期每日摄入的脂肪量也无明确数量，所以没必要担心脂肪摄入不足，一般情况下都会摄入过量。

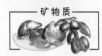

4.矿物质

妊娠期孕妇对铁的需求量会增加，但几乎没有孕妇能储备充足的铁元素供妊娠期使用，一般孕妇的饮食中铁的含量都不能满足妊娠时越来越多的需求。正常妊娠时，孕妇的血容量要增加50％，这就要求有大量的铁来制备额外的血细胞。

准妈妈的生活护理方案

·准妈妈的穿衣策略

1.上衣

上衣的质料应该是柔软的，式样简单宽松，穿着后上肢可以自如的活动。上衣既不能束缚胸部也不能压迫腹部，这样对胎儿的生长才有利。

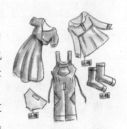

有的孕妇在怀孕期间容易过敏，所以最好选择纯棉面料的服装。

新买来的衣服尤其是内衣一定要清洗干净，并在阳光下暴晒之后再穿，这样可以减少接触有害染料的机会，被细菌侵害的可能性也会低得多。

2.裤子和裙子

春夏时节，长裙较为合适，秋冬季节最好穿长裤。不要穿紧身裤。背带裤不用束腰带，是许多孕妇喜欢的一种裤子。内裤最好使用全棉制品，吸水性强，透气透汗。

3.袜子

妊娠期，由于子宫的压迫，下肢静脉压明显提高，孕妇容易发生下肢、外阴的静脉曲张或痔疮。孕妇的袜子，无论是长袜还是短袜，袜口都不能太紧，尤其是在妊娠后期。如果小腿出现一根根突出的"青筋"，并且伴有局部的肿痛、足踝部明显肿胀、一按一个手印，大多是因为袜口太紧了，赶快上街为自己购买舒适透汗的棉质袜子吧！

胎教知识的了解与应用

·科学进行胎教

在进行系统的胎教之前，准妈妈也可以趁此机会多学一点小手艺。因为准妈妈不用做重体力家务，闲下来的时间可以学学插花、摄影等，既丰富了自己生活，也使自己心情愉快，从而给腹中的胎儿创造了良好的生长环境。

妊娠期常见不适和问题

·教你对付胃灼热

胃灼热是一种上腹部或下胸部的烧灼痛，是妊娠期最常见的症状之一。

少食多餐及避免某些体位如屈曲位、平卧位等可改善胃灼热的症状。如果吃得过饱就躺下肯定会引起胃灼热。

遵医嘱或药物说明书吃些抗酸药会起到缓解作用。氢氧化铝、氢氧化镁等抗酸药疗效很好，但是如果过量食用任何一种含镁的抗酸药都会容易引起镁中毒。不要用碳酸氢钠，因为钠的过量摄入会引起水潴留。

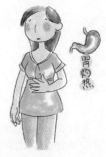

尽量食用不会引起胃灼热的食物，而且要适量。因为妊娠期偏爱某种特定的食物，会影响胃对其他食物的消化，反而容易引起胃灼热。

在食物中，木瓜最能对付胃胀痛，清热而不寒，很适合孕妇的肠胃，常吃木瓜，对于治疗胃痛很有帮助。可以用尚未熟透的小木瓜榨汁，每天在饭后饮 1 小杯，十来次后即可见效。

完美准爸爸行动

·建立一份孕期档案

与你的妻子共同承担怀孕阶段的保健活动，如按时陪同妻子定期检查身体，及时记录胎动、胎心、早孕反应以及其他情况，为医生提供参考。有条件者，可以为妻子建立家庭档案，同时帮助妻子练习分娩动作和呼吸技巧，帮助妻子进行家庭自我监护。这不仅有利于孕期保健，还可以作为将来献给孩子的第一份礼物。

第8周 透明的小家伙

跳动的小豆子

第8周的胚胎大约有20毫米长，看上去像一颗葡萄。

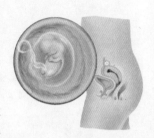

胚胎的器官已经开始有明显的特征，手指和脚趾间看上去有少量的蹼状物。这时胚胎像跳动的豆子一样开始运动，会踢动和伸直双腿，还能把手臂上下移动。

子宫像个鹅蛋

这时准妈妈的子宫有鹅蛋大小了。当然，不知情的人从体形上还看不出你什么变化。

准妈妈成了卫生间的常客

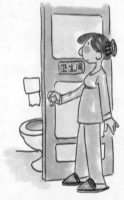

早孕反应仍在继续，准妈妈成了卫生间的常客，因为增大的子宫对邻近的膀胱和直肠的压迫，造成一些准妈妈总有便意，尿频、便秘、腰酸和偶尔的下腹痛也会出现。

孕期检查

·尿蛋白检查

怀孕使母体的各个器官承受了极重的负担。它们必须加倍工作，才能供给胎儿足够的营养，其中，尤以肾脏的负荷量最大，最易发生病变。占孕妇病死率第一位的妊娠高血压综合征症状之一，便是尿中排出大量蛋白质。

妊娠高血压综合征很可能在不知不觉中开始，没有任何自觉症状，却已出现尿蛋白。经由尿液检查若呈阳性反应者，应进一步诊断观察，以确定是否患妊娠高血压综合征。

·尿糖检查

孕妇在怀孕期间要做尿糖测试，若连续出现两次阳性反应，就必须进一步检查血糖，并进行糖分负荷试验，以便确定是真性糖尿病或者是肾性糖尿病。糖尿病对怀孕的影响也很大，患有真性糖尿病的孕妇，如果不严格控制病情，则所怀胎儿便容易发育成巨大胎儿，而分娩时死亡率（分娩开始至结束24小时内，产妇与新生儿的死亡率）也相当高。

尿糖过多，易造成早产、未成熟胎儿、先天性畸形、羊水过多，同时患妊娠高血压综合征的比率也会增加。因此，尿糖的检查和尿液蛋白的检查均十分重要。

准妈妈的科学饮食策略

·准妈妈必不可少的6种零食

（1）核桃：
补脑、健脑是核
桃的第一大功效。

（2）花生：
花生素有"植物
肉"的美称，和
大豆一样，富含
极易被人体吸收利用的优质蛋白。

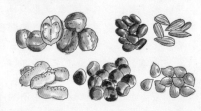

（3）杏仁：杏仁有降气、止咳、平喘、润肠通便的功效，对于预防孕期便秘很有好处。但是中医认为杏仁有小毒，不宜多食。

（4）瓜子：孕妇嗑瓜子，消化液就随之不断地分泌，饭前嗑瓜子能够促进食欲，饭后嗑瓜子能够帮助消化，如果数种瓜子混合吃效果更佳。

（5）松子：含有丰富的维生素A和维生素E，以及人体必需的脂肪酸、油酸、亚油酸和亚麻酸，还含有其他植物所没有的收敛酸。

（6）榛子：含有不饱和脂肪酸，并富含磷、铁、钾等矿物质，还有维生素A、维生素B_1、维生素B_2、叶酸，经常吃可以明目、健脑。

准妈妈的生活护理方案

·怀孕早期最好少用手机

　　妇女怀孕的头3个月，称为妊娠早期，是胚胎组织分化、发育的重要时期，也是最容易受内外环境影响的时期。因此，为了避免胎儿畸形，母亲在妊娠早期应远离或少使用手机。

准妈妈的安全运动计划

·选择适合自己的运动方式

　　散步是一项非常适合孕妇的运动。散步可以帮助消化、促进血液循环，而且运动强度小，避免受伤，还可以锻炼骨盆肌肉，为以后顺利分娩做好准备。

　　游泳这项锻炼也不错，特别适合原来就爱游泳的女性。由于体重能被水浮力支撑起来，不易扭伤肌肉和关节，可以很好地锻炼、协调全身大部分肌肉，增进耐力。不过，最好在温水中进行，水太冷容易使肌肉发生痉挛。另外值得注意的是，胎膜破裂后，应停止此项运动。

　　妊娠体操是专门为孕妇设计的，可进行有目的、有计划的锻炼，有利于分娩和产后的恢复。

　　还有其他一些运动，如一般的跳舞。总之只要不感到吃力，都可以根据自己的情况来进行。

胎教知识的了解与应用

·音乐胎教传声器离肚皮 2 厘米

准妈妈在怀孕 4~6 个时如果打算让宝宝听胎教音乐，最好选择轻音乐，而且在室内大范围里听，以使声音柔和。孕妇在进行音乐胎教时，传声器千万不要紧贴在肚皮上，而是至少离肚皮 2 厘米；音频应该保持在 2000 赫兹以下，音高不要超过 85 分贝。

专家提醒，孕妇直接把录音机、收音机等放在肚皮上，稍有不慎，就可能影响胎儿的听力。

此外，胎教时不一定让胎儿直接听音乐，孕妇自己也可以经常听一些圆舞曲、生命交响曲等轻柔、舒缓的音乐，胎儿在温柔的子宫里不仅能够感受到音乐的节奏，还能随着母亲一起心跳、呼吸、律动。有关研究表明，这样的宝宝出生后不易哭闹，哭了一哄就好，情商、智商指数较高。

妊娠期常见不适和问题

·多胎妊娠

一次妊娠有两个或两个以上的胎儿称为多胎妊娠，其中以双胎妊娠最为多见。近年来由于促排卵药的应用，发生率有所上升。一般胎次愈多，年龄愈大，发生多胎妊娠的机会可能增多。孕妇家族中有多胎史者，多胎的发生率亦增加。多胎妊娠为高危妊娠，其母婴围生期发病率高，因此，应倍加重视孕期保健和分娩期处理。

·临床表现

早孕反应重，子宫增大明显，大于相应停经月份的子宫，体重增加过多、胎动频繁。

孕晚期可有呼吸困难、下肢水肿、静脉曲张等压迫症状，常伴有贫血。腹部可触及多个小肢体和两个胎头，听到两个不同速率胎心音，每分钟相差10次以上，两胎心间隔有无音区。

·治疗原则

1.妊娠期

定期产前检查，及早确诊多胎妊娠，增加营养、补充铁剂、钙质、维生素、孕晚期避免过度劳累、多卧床休息，及时防治并发症。

2.分娩期

根据胎产式选择分娩方式，做好输液、备血和抢救新生儿准备，并预防产后出血。

3.产褥期

增加营养，预防感染，促进子宫恢复，改善贫血。

第9周 真正的小宝宝

胚胎期结束了

随着胚胎的迅速长大，到了第9周，胚胎期结束了，胚胎已经可以称为胎儿了，尺寸大约有25毫米，他（她）现在是真正意义上的小宝宝了。

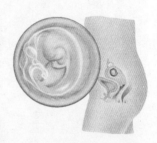

现在，胎儿的许多部位都有所改变，胚胎期小尾巴在这时候消失，现在所有的器官、肌肉、神经开始工作。宝宝的眼帘开始盖住眼睛，手部在手腕处有弯曲，两脚开始摆脱蹼状的外观，可以看到脚踝。手臂更长了，臂弯处肘部已经形成。

准妈妈的血容量增多

准妈妈的早孕反应似乎更厉害了。如果你是进食情况还不错的准妈妈，这周你的体重会有所增加。此外，下腹部有闷胀感或绷紧感，上周有的尿频、白带增加、乳房增大等现象仍在继续着。准妈妈体内的血容量开始增多，增加的速度因人而异，一般来说，孕早期慢些，孕中期增加最快，到了孕晚期放缓。这里所说的血容量指的是孕妇体内的血液总量，主要是红细胞，不包括胎儿的血液。胎儿的血液和母体不相通。红细胞的增多导致了孕妇对铁的需求增加。

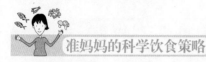

准妈妈的科学饮食策略

· 孕妇喝水的学问

每天应及时地补充水分，最好每天能喝8大杯水，平均每2小时1次。另外要注意的是，不要喝长时间煮沸的开水，因为水反复沸腾后，水中的亚硝酸银、亚硝酸根离子以及砷等有害物的浓度会相对增加，饮用后血液中的低铁血红蛋白结合成不能携带氧的高铁血红蛋白，从而引起血液中毒。

· 贫血准妈妈，你该补铁了

母亲贫血与妊娠期母亲死亡率增加有关，如果贫血的孕妇生产时又大量失血那就很严重了。如果怀孕期间贫血，也会危害你的胎儿，会增加早产、产前死亡和胎儿发育迟缓的概率。生产时平均失血量为450毫升。如果进行剖宫术则出血量加倍。如果你不贫血对生产就很有利。如果你生产时正处于严重贫血状态中，那你的情况就很危急了，你可能需要输血。

饮食补铁或通过产前维生素、含铁药丸补铁，对妊娠期的你来说是最重要的一种补充途径。如果是服药补铁，每天规定铁的含量60毫克，这也就是相当于产前维生素中铁的含量，而贫血的孕妇需要2倍或更多的铁剂，最好与医生商讨一下这个问题，不要自行医治。

准妈妈的生活护理方案

·经常晒被，去潮消毒

　　妇女怀孕以后出汗多，易使被褥潮湿，睡在上面、盖在身上都不舒适。同时潮湿的被褥适宜各种微生物生长繁殖，易使孕妇感染皮肤病及其他系统的疾病。因此孕妇的被褥要经常晾晒，使棉絮变得松软，睡觉时感觉非常舒服利于睡眠，而且太阳的热能及其中的紫外线还可起消毒的作用。

准妈妈的安全运动计划

·强健腹背肌运动

　　盘腿而坐，挺直背部，两手轻轻放在膝盖上，每呼吸一次，手就按压一次，反复进行。按压时，要用手腕向下按压膝盖，一点点地加力，让膝盖尽量接近床面。

　　这个动作每天早晚各做3分钟，可增强背部力量，松弛腰关节，伸展骨盆肌肉，帮助两腿在分娩时能够很好地分开，使胎宝贝顺利娩出。

·增加骨盆和腰肌运动

　　仰卧在床上，两手伸直放在身体两边，右腿屈膝，右脚心平放在床上，膝盖慢慢向右侧倾倒，待膝盖从右侧恢复原位后，左腿屈膝并同样向左侧倾倒；然后，两腿屈膝，并拢，慢慢有节奏地用膝盖画半圆形，带动大小腿左右摆动，双肩要紧靠在床上。

　　每天早晚各做1次，每次3分钟。这个动作能够增强骨盆关节和腰部肌肉的弹性。

胎教知识的了解与应用

·胎教音乐的选择

　　在谨慎进行音乐胎教的同时，准妈妈也不要忽视其他可能影响胎儿身心发育的声音。此如孕妇卧室内最好不要摆放家电，因为家电工作时一般都会有噪声。在家居选购时，不能忽视家电有无高噪声和杂音的细节。对于电脑开机、照明灯开启后等家电发出的"小"声音也不能忽视，因为低频噪声同样威胁胎儿。有时间的话可以在庭院内、阳台上和居室周围多养花、植树、种草，这样不仅能够美化、净化环境，还可以吸收、疏散噪声。

妊娠期常见不适和问题

·应及时去看医生的几种症状

　　1.频繁呕吐

　　孕早期大多出现呕吐症状，几周后自愈，

属正常生理现象。但如出现频繁剧烈的呕吐，吃什么吐什么，滴水不进，为防止水和电解质紊乱、危害母子健康故应及早就医。

2. 阵发腹痛

预产期前，孕妇如感到阵阵腹痛，且伴有下坠感和阴道出血，为防止流产、早产、胎盘早剥，要及时就医。

3. 阴道流血

孕期的任何时期出现阴道流血，均属异常；如伴有小腹痛，多为流产、宫外孕、胎盘早剥或早产，要及时就医。

4. 头晕眼花

孕期如出现头晕眼花，同时伴有水肿、血压增高等现象，为防止妊娠中毒应及时检查治疗。

5. 严重水肿

妊娠中、后期，孕妇下肢可能有轻度水肿，如无其他不适，即属正常生理现象，但如出现严重水肿，且伴有尿少、头晕、气短、尿中出现蛋白等现象，应立即到医院治疗。

6. 全身发黄

孕期如发现皮肤及巩膜发黄、小便显浓茶色，且伴有恶心、呕吐、厌食油腻及乏力等症状时，应想到并发病毒性肝炎的可能，应及早

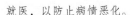

就医，以防止病情恶化。

7. 阴道流水

孕妇未到预产期就发生阴道流水，则可能是胎膜早破。为了减少对胎儿的威胁，故应立即平卧，抬高臀部，并去医院住院治疗。

完美准爸爸行动

·包容孕妈妈不良情绪

孕妈妈保持良好的情绪，有助于胎宝宝的健康生长发育以及顺利分娩。有时，孕妈妈的情绪变化让准爸爸难以忍受。但准爸爸此时一定要以大局为重，为了未出世的宝宝，应尽量理解、包容妻子，加以开导、安慰，随时递上几句贴心话，如"你受苦了，亲爱的"或"怀孕使你变得更可爱了"

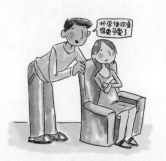

等。随时想到，自己是解决妻子不良情绪的一剂良方。否则，一旦"战火"升级，轻则影响宝宝休息，重则影响宝宝的生长发育。

第10周 经受生命的考验

胎宝宝度过流产危险期

现在，胎儿的顶臀长达到 40 毫米，体重约 10 克。胎儿耳朵的塑造工作已经完成。胎儿的眼皮开始黏合在一起，直到 27 周以后才能完全睁开。他（她）的手腕已经成形，

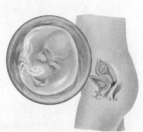

脚踝开始发育完成，手指和脚趾清晰可见，手臂更长而且肘部变得更加弯曲，已经可以做出许多肢体的动作。虽然在这时候你还不能通过 B 超辨认宝宝的性别，但是宝宝的生殖器官已经在生长了。宝宝的心脏发育完全，每分钟搏动 140 次。肺部、胃和肠道继续发育。肾脏已经迁移到了上腹部。

到本周末，已经度过了最危险的流产期，宝宝已经是相当安全地待在他（她）的小家里了。

子宫与拳头比大小

准妈妈的子宫随着胎儿长大继续增大，到了本周差不多已经增至孕妇自己拳头大小。

准妈妈的体形有了轻微的变化

本周准妈妈在体形上开始出现轻微的变化，但还

不十分明显。体重增加，腰围增大，腹部紧，尿频、便秘的现象继续存在，白带增多、恶心呕吐等妊娠反应仍在发生。本周，准妈妈的情绪波动越来越大，这很正常，只不过是孕期雌激素作用的结果。

准妈妈的科学饮食策略

· 缺碘的胎儿有点笨

胎儿的脑部发育必须依赖母体内充足的甲状腺素，甲状腺素是促进大脑和骨骼发育的重要原料。缺碘的胎儿出生后智力低下，个子矮小，有可能患上克汀病。

孕妇每天需碘量应在0.115毫克左右，最好食用加碘盐。必须在医生的指导下，采用正确剂量进行补充，以防止摄碘过高。因为，碘过高同样会产生副作用。

· 吃适量水果，补充天然维生素

孕妇吃饱了饭菜，身体可获得足够的热量和蛋白质。但是，在复杂的代谢过程中，还需要维生素的帮助和催化。水果、蔬菜和五谷中都含维生素，但蔬菜和五谷中的维生素，在去皮、精磨和烹饪时常常受到破坏。水果中含有丰富的维生素，而且洗净或削皮后可以生吃，有益于维生素的保存、吸收和利用。因此，孕妇除一日三餐外，还应适当增加一些水果，满足自身及胎儿对维生素的需求。但也不宜吃得过量，因为水果中果糖含量高，小心变成"糖妈妈"。

准妈妈的生活护理方案

准妈妈一旦受到电磁波侵害以后，可能会对机体中枢神经系统、视觉系统、心血管系统、血液系统、生殖系统等产生不良影响，并对免疫功能也有影响。

在胎儿器官形成期，如果受到电磁辐射，可能会损伤胎宝宝正在发育的器官，导致宝宝智力障碍、发育畸形。在胎儿成长期，如果受到电磁辐射，可能会造成胎宝宝机体免疫功能低下，导致宝宝身体弱，抵抗力差。因此，在日常生活中，准妈妈一定要做好防范，远离电磁波。

（1）微波炉：微波炉产生的电磁波是目前家用电器中产生电磁波最强的一种，它可导致胎宝宝先天性白内障，妨碍胎宝宝大脑发育，还会降低男宝宝生精功能。

（2）手机：手机在拨通和接听的一瞬间电磁波最强。所以，在孕早期准妈妈最好停用手机，孕晚期能不用尽量不用，如果必须用，可配一个分离耳机，每天通话时间最好控制在半小时以内。

（3）电视机：电视机屏幕也有电磁辐射，看电视时，离屏幕远一点儿，辐射会大大减少。一般来说，29英寸（约74厘米）电视机观看距离最好保持在4米左右，在观看的时间上也要有所控制，每天看电视不要超过3小时。

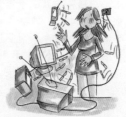

胎教知识的了解与应用

·提高胎教效果的小窍门

我们在这里介绍一种呼吸法，在胎教训练开始之前进行，对稳定情绪和集中注意力是行之有效的。实施呼吸法的时候，尽量不去想其他事情。准备好以后，用鼻子慢慢地吸气，以5秒钟为标准，一边默数"1、2、3、4、5"一边吸气。吸气时，要让自己感到气体被储存在腹中，然后慢慢地将气呼出来。呼气时一定要缓慢、平静，呼气的时间是吸气时间的两倍。这样反复呼吸1~3分钟，你就会感到心情平静，头脑清醒。

胎教前实施呼吸法，能够使准妈妈注意力集中，从而提高胎教效果。另外，如果在每天早上起床时，中午休息前，晚上临睡时，各进行一次这样的呼吸法，那么妊娠期间的焦躁情绪还可以得到改善。

妊娠期常见不适和问题

孕育的是否为葡萄胎，通过HCG检测就可以知道。药物和手术就可治愈葡萄胎。

当葡萄胎发生时，胚胎便停止发育。异常的胎盘组织继续生长，最常见的症状是头3个月出现阴道流血。另一个症状是该孕妇的形体比同期正常孕妇的形体差异较大，另外还有剧烈呕吐、恶心出现。

诊断葡萄胎最有效的手段是超声诊断。屏幕上看不到胚胎或胎儿，代之的是一种"雪花"样的东西。

患葡萄胎的孕妇经清官术治疗后，96%能取得良好的疗效，多数医生认为此后1年内不应怀孕。

完美准爸爸行动

·帮助她接受妊娠事实

大多数妇女都能接受妊娠的事实，产生履行职责的感觉并确信自己有能力承担这一责任，这种愉快的感觉将促使孕妇做好进入母亲角色的心理准备。行动上表现为观察其他母亲来改变自己的言语、行为以便领悟母亲的情感，促使适应妊娠。另有一些妇女对妊娠有种自觉或不自觉的抵触情绪，或对妊娠状态深度焦虑，表现为抑郁、沉默寡言、心事重重等复杂的心理状况，产生被保护和照顾的要求。此时要为孕妇提供发问的机会，鼓励孕妇充分表露自己的焦虑和恐惧。也可以安排交流、讨论的机会，允许她们去了解别人，分享感受，有助于消除烦恼，促进理解妊娠是个正常的生理过程。所以，本阶段准爸爸的护理目标在于促使准妈妈能够愉快地接受妊娠。

第11周 宝宝的重要器官完全形成

我咽下了羊水

进入怀孕第 11 周，胎宝宝的顶臀长已经达到 45 ～ 63 毫米，体重达到 14 克。

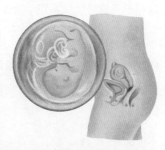

本周已能够清晰地看到胎儿脊柱的轮廓，脊神经开始生长。在闭合的眼皮内部，虹膜正开始发育，耳朵的内部结构将在本周发育完全。胎儿开始能做吸吮、吞咽的动作，当然他并未真正吸吮到什么，吞咽的也不过是羊水。现在胎儿的细微之处已经开始发育，他（她）的手指甲和绒毛状的头发已经开始出现。胎儿维持生命的所有重要器官如肝脏、肾、肠、大脑以及呼吸器官等完全形成并开始迅速成长。

子宫填满了盆腔

当宝宝在你体内发生巨大的变化时，你自身变化也正悄然进行。现在你差不多到了头 3 个月末；你的子宫随着体内胎儿的增长而增大，足以填满你的盆腔，并可在耻骨中线上的下腹部触及。但你还无法感受胎动。

准妈妈的头发和指甲长得快了

此时，有些孕妇可能注意到头发、指甲（趾甲）出现了某种改变。并非人人都有这些变化，但你可能会。这并不是说有什么不好，所以不必担心。

准妈妈的科学饮食策略

·控制饮食，以防体重增加过快

孕妇在这时还要注意控制饮食，以防体重增加过快。现在很多准妈妈生怕产前营养不够，猛吃猛喝，天天静躺。专家提醒，如果吃得过多，体形过胖，反而不利于孕妇和胎儿的健康。

由于孕妇超重，当巨大儿经阴道分娩时，可导致产妇严重的阴道或会阴撕裂；产后也易因子宫较大、收缩乏力等原因，引起产后大出血或产褥感染，其发生率是正常孕妇的 2～3 倍。

此外，超重和肥胖孕妇分娩巨大儿（指新生儿出生体重大于或等于 4 千克）的发生率为 6%。巨大儿因头颅大，颅骨较硬，胎头常不能进入骨盆而阻于骨盆入口处，医学上称头盆不称，为难产发生的重要原因。

·准妈妈到底应该长多少肉

国内妇产科专家指出：大多数妇女在妊娠的开始 3 个月，体重增加 1.1 千克左右，第 4～6 个月增加 4.9 千克左右，第 7～9 个月增加 5 千克左右。正常情况下，孕妇在整个怀孕期体重以增加 10~12 千克，肥胖孕妇（大于或等于标准体重 20% 者）以增加 7~8 千克、妊娠最后一个月以每周增加 0.5 千克左右为宜。

妊娠期常见不适和问题

·准妈妈感冒

准妈妈一旦患感冒，切勿随意自行用药，尤其不能像以前感冒发热时那样服用阿司匹林类药物，一定要去医院诊治，在医生指导下，合理用药。

另外，有些日常食物也有助于防治感冒，安全实用，准妈妈轻度感冒时，不妨一试：

（1）姜蒜茶：大蒜、姜各 15 克切片，加水 1 碗，煎至半碗，加红糖 10～20 克饮用。

（2）香菜黄豆汤：香菜 30 克，黄豆 50 克，加水 2 碗，煎至 1 碗，盐调味，食用。

（3）荸荠水：荸荠数个去皮，冰糖适量，加水同煮，吃荸荠喝汤。

（4）葱白粥：粳米 50 克，葱白 2～3 根，切段，加白糖适量煮粥，热食。

第 12 周 不安分的小小舞蹈家

跳舞累了，打个哈欠吧

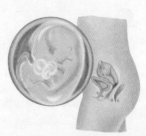

现在胎宝宝的顶臀长大约61毫米，体重为15～19克。胎儿的手指和脚趾已经完全分开，一部分骨骼开始变得坚硬，并出现关节雏形。这时，胎儿在妈妈的肚子里开始不安分了，时而踢腿，时而伸腰，好像在跳舞一样。

这时胎儿的大脑体积越来越大，占整个身体的一半左右。在本周胎儿维持生命的器官已经开始工作，如肝脏开始分泌胆汁，肾脏分泌尿液到膀胱。

本周宝宝已经在练习打哈欠了，这样才能保证出生后可以顺畅地呼吸。

神奇的胎盘长成了

到第12周时，胎盘就完全长好了，然后继续增大，足月时重500～600克，相当于胎儿体重的1/6。胎盘呈扁圆或椭圆形，胎儿的发育就全靠它从母体的血液中吸取营养物。

准妈妈出现妊娠斑

此时，晨起恶心等早孕反应似乎有所缓解，因此感到比以前舒服多了。你会发现，除了肚子外其他地方可能也有了明显的改变，比如，乳房变大了，有时会有酸胀感；腿粗了……皮肤也会发生改变。多数孕妇腹正中线皮肤颜色显著加深，或者有黑褐色色素沉着。有时脸上、脖子上会出现大小不一、形态多样的褐色斑，这就是所说的妊娠斑。

孕期检查

·羊膜腔穿刺术

羊膜腔穿刺术是重要的产前诊断的手段之一，主要用于获取胎儿细胞检测有无染色体数目的异常，此外还可以通过测量羊水中的甲胎蛋白的含量协助检查胎儿有无神经管畸形，如脊柱裂等。随着遗传学的发展，某些基因遗传病也可以通过羊水中的胎儿细胞来诊断（如大疱病），也可作为某些神经变性病和某些遗传代谢等的产前诊断。

·绒毛细胞检查

绒毛细胞检查是近些年发展起来的一项新的产前诊断技术。它主要用一根细细的塑料管或金属管，通过孕妇的子宫口，沿子宫壁入内，吸取少量绒毛进行细胞学检查。妊娠 40 ～ 70 天时，胚泡周围布满绒毛，是进行检查的最佳时间，比羊膜腔穿刺的最佳时间（第 16 ～ 20周）要早得多，可以及早发现异常，意义当然就大多了。

·胎儿窥镜检查

这是一项技术性较强的产前诊断项目。一般在妊娠第15～20周时进行检查。用超声波定位后，经过局部麻醉做一腹部小切口，将两条配有照明灯和高倍镜的细管插入羊膜囊，可以直接观察胎儿的外形、性别，判断有无畸形，进行皮肤活检或从胎盘表面的静脉抽取胎儿血标本。能对胎儿的某些遗传性代谢疾病、血液病进行产前诊断。

准妈妈的科学饮食策略

·孕早期开胃食谱

核桃仁火腿炒虾球

【原料】核桃仁150克，鲜虾仁350克，火腿丝25克，葱段少许，姜、油、盐、胡椒粉、料酒各适量。

【制作】核桃仁先放入开水中煮3分钟，捞起晾干后，稍炸待用。鲜虾仁加入油、盐、胡椒粉、料酒等调料腌10分钟。热油锅，爆姜，再倒入鲜虾仁、火腿丝炒熟，然后再倒入核桃仁、葱段，炒匀后可食。

【功效】核桃仁、虾球富含蛋白质、磷、铁、钙等营养物质，能补气养血、润肠补肾。

·孕期安胎食谱

鲫鱼砂仁汤

【原料】鲫鱼1条（约400克），春砂仁15克，姜

6克，白糖、盐各适量。

【制作】鲫鱼去鳞、内脏，洗净；春砂仁15克洗净，沥干研末，放入鱼肚；姜去皮，洗净，切丝，待用；将鱼放入炖盅，再放入姜丝，盖上盅盖，隔水炖2小时，加盐、糖调味后即可食用。

【功效】安胎、止吐、醒胃。可治妊娠期呕吐不止、胎动不安。

准妈妈的生活护理方案

·准妈妈巧手护理干性皮肤

对干性皮肤的孕妇而言，在怀孕期间皮肤缺乏水分、油分，加上妊娠期间新陈代谢功能旺盛，容易产生孕斑，使皮肤出现粗糙、脱皮的现象，因此在选择保养品上不妨选用滋润度较高的。而在清洁、保养方面，双重清洁极为重要。每周进行按摩与敷脸，可促进新陈代谢。

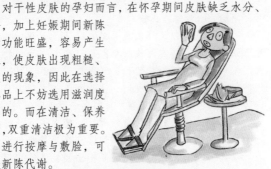

·准妈妈巧手护理油性皮肤

怀孕期间由于油脂分泌旺盛，皮肤表面容易沾上污染物质，从而破坏水脂膜的正常工作，所以油性皮肤的孕妇更要注意保养和护理皮肤。对于油性皮肤，除了日常的清洁之外，每周还要进行 1 ～ 2 次的深层清洁，即用性质温和的深层洁面霜，以清除肌肤上老死的细胞、杂质和过多的分泌物，并选用能够平衡油脂分泌的日、夜肌肤保养品，以减少油脂的分泌。

胎教知识的了解与应用

·培养宝宝想象力的画册 ➤➤➤

为了培养未来宝宝丰富的想象力、独创性，最好的方式莫过于准妈妈看幼儿画册。准妈妈可以用自己富于想象力的大脑将画册的内容放大，然后传递给胎儿，从而促使胎儿心灵健康成长。

准妈妈们可以选那些色彩丰富、富于幻想的神话，可以选真、善、美的英雄故事；可以选各种动植物的寓言，可以选江河湖泊的传说；可以选古老的，可以选现代的……只要是画面漂亮的、色彩清晰的画册，只要是内容健康的、适合大脑正常发育的主题都可以采用。

利用画册做教材进行胎教时，一定要注意把感情倾注于故事的情节中去，因为一切喜怒哀乐都将传递给胎儿。准妈妈在看图画的同时还要把图画标注的内容读出来，而且不能是枯燥的朗读，还要富有感情，通过语气声调的变化使胎儿了解故事是怎样展开的。另外，准妈妈还要将这些图画和语言通过面部表情使它们形象化，从而更具体地传递给胎儿。因为胎儿对来自准妈妈的信息不但能用耳朵，也能够用大脑来感受。

完美准爸爸行动

·从孕产理论上武装自己

老婆怀孕了，是一件让准爸爸觉得惊喜又紧张的事情，毕竟没有经验啊！那么准爸爸一定要多读这方面的文章，至少在理论上做好了充足的准备。有时间的话，还可以向自己的妈妈请教。孕妇心理状态不佳，很多原因是担心自己和胎宝宝出现各种不测，以及害怕分娩。如果准爸爸和妻子一起去医院或孕妇学校学习，便可得到很多孕产方面的知识，对各种异常情况的预防和处理有所了解。并可在孕期中给予妻子正确的呵护，帮助预防孕期并发症，有助于消除妻子的紧张情绪。

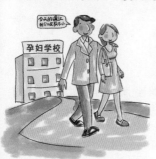

第二节

胎宝宝正在快速成长
——第二阶段护理方案

第13周 谁在跟我打招呼

胎儿有了自主反射能力

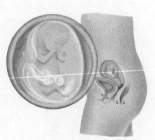

现在宝宝长得非常迅速！顶臀长增至65～75毫米，体重增至20克。这时候，如果在妈妈的腹部上按一下，宝宝就会在里面蠕动，似乎在对碰他的那只手打招呼。

当然准妈妈仍然感觉不到胎儿的蠕动。这时的宝宝已经具备了一些自主反射能力：如果他的手心被碰到，他就攥紧手指；被触动脚心，他会弯曲起脚趾；如果被碰到眼睑，他会把眼皮紧闭。

软软的、光滑的球

在12～13周，充满了骨盆的子宫开始不断向上生长，感觉到它好像是一个软软的、光滑的球慢慢进入你的腹腔。

准妈妈的腹部开始隆起

此时，准妈妈的腹部开始隆起，腰部变得更粗了，原来的衣服变得不再合身。这时，准妈妈应该开始穿宽松、舒适的衣服，很快，准妈妈就要穿孕妇装了。

准妈妈的科学饮食策略

·孕中期的 5 个营养重点 ❧

1. 增加热能

孕中期，孕妇基础代谢加速，糖利用增加，能量的需要量每日比妊娠早期增加 1254 千焦。妊娠中、晚期体重增加应控制在每周 0.3～0.5 千克。

2. 摄入足量的蛋白质

为了满足胎儿、子宫、胎盘、母体血液、乳房、子宫等组织迅速增加的需要，并为分娩消耗及产后乳汁分泌进行适当储备，蛋白质的摄入应足量。除了以面粉、大米为原料的主食外，肉、鱼、蛋白质和奶类等副食品的摄入也

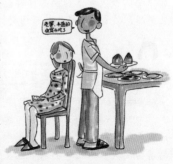

尤为重要。

3. 保证适宜的脂肪供给

孕中期，脂肪开始在孕妇的腹壁、背部、大腿及乳房等部位存积，为分娩和产后的哺乳做必要的能量储存。孕中期应增加烹调所用植物油的量。此外，还可选食花生仁、核桃仁、葵花子、芝麻等油脂含量较高的食物。

4. 增加维生素的摄入量

孕中期，孕妇体内热能及蛋白质代谢增快，对维生素 B_1、维生素 B_2 及烟酸的需要量增加外，必须有充足的供给量才能满足机体的需要。孕妇应多吃谷类、瘦肉类、动物肝脏、蛋类及豆类食品。

5. 补充无机盐

孕中期首先要重视铁的补充。孕妇和胎儿对铁的需求量亦增加，应该增加铁的摄入量。其次是钙质。在整个妊娠期胎儿的钙储存是 25 克。孕妇从妊娠中期已开始加速钙的吸收和体内钙的储存，应注意多选择乳制品和豆制品，必要时应额外补充钙制剂。

准妈妈的生活护理方案

·准妈妈不能再留恋席梦思床

中晚期妊娠的孕妇最好不要睡席梦思床，尤其是质地较软的床垫。这是因为妊娠中晚期孕妇脊柱较正常腰部前曲更大，睡松软的席梦思床仰卧时，比一般的床更易使腹主动脉和下腔静脉受压而影响孕妇和胎儿健康。侧卧时，脊柱会不同程度地向侧面弯曲，长期下去会使脊柱结构与形态发生异常，压迫神经，加重腰肌负担，从而增加了孕妇腰痛与腿痛的发病率。这种类型的睡眠既不能消除疲劳，又影响了孕妇的生理功能。所以孕妇应睡棕绷床或硬板床，硬板床上铺9厘米厚的棉垫或4千克以上的棉被褥为宜，枕头宜松软高低适中。合并双下肢水肿的孕妇，可以在双侧小腿下垫棉被之类的松软垫以利水肿症状减轻或消失。

准妈妈的安全运动计划

·妊娠韵律操

这一节体操是配合音乐来做的，叫作韵律体操。由于音乐的作用，做起来孕妇会备感轻松愉快，增加了做此体操的兴趣。不但适合产前孕妇做，也是产后的妇女恢复身材的健美运动。

1.上肢运动

腕部运动不但可促进乳腺血液之循环，而且可防止肩膀酸痛。强化腕部的肌肉，可利用拉杆，重复前压、后伸动作。伸展两腕，可加强两腕之力量。而旋转头部则可祛除肩膀的酸痛。

2.下肢运动

肢体的锻炼非常重要，不但强化两肢之肌肉，还有助于调整身体的平衡感。

强化脚部力量，有助于强化大腿肌肉和小腿伸展，同时可强化背肌，有利生产。妊娠妇女由于要额外负担胎儿及胎盘等重量，有强健的大腿肌肉，可减少孕妇的辛苦。这个运动最适于培养身体的平衡感，即使怀孕肚子隆大，孕妇仍可轻快走路，保持身体平衡。

高举单脚不仅锻炼大腿肌肉，且可促进骨盆底肌肉群之活动，此外，还可强化身体肌肉，使子宫保持良好状态。

胎教知识的了解与应用

·跟宝宝聊天

从现在就可以开始和胎儿对话了，父母亲可以通过动作和亲切生动形象的语言与胎儿对话，时刻要牢记胎儿的存在，经常与之对话。首先，要告诉胎儿一天的生活，

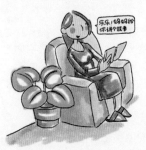

乐乐！妈妈给你讲个故事

这即是一般常识课，也是母子共同体验生活节奏的一个方法，先给胎儿取一个乳名，然后每次说话前唤唤胎儿的名字，告诉他："今天天气真好，我们起床，到外面走走好吗？"并告诉宝宝，要刷牙、洗脸、

梳头发。把自己的视觉告诉宝宝，自己今天穿什么衣服、什么颜色、什么款式，等一会儿带他到哪里玩；到了外面，告诉宝宝今天气温如何，风力如何，看到花儿是什么颜色、什么模样、什么气味等。一天下来，能教的东西实在太多，怀孕期间，每天都有相同和不同，总之，要把生活中的一切景观、常识、情绪、生活安排都对胎儿叙述，这是胎教中最重要与最基本的。胎儿对爸爸的声音很喜欢，所以丈夫也应该多抽时间与胎儿交谈，可以增进父子间的感情。

妊娠期常见不适和问题

·准妈妈头昏眼花怎么办

有些准妈妈在行走或站立的时候，忽然觉得头重脚轻，走路不稳，甚至眼前发黑，突然晕厥。这种现象可以发生在妊娠早、中、晚各期。为避免这种情况发生，以下几个方面需要注意。

准妈妈平时应摄入含铁丰富的食物，如动物血、动物肝脏、瘦肉等。一旦发生贫血，应在医生的指导下及时补铁。

准妈妈要保证早餐吃饱、吃好，多进食如牛奶、鸡蛋等蛋白质丰富的食品，避免低血糖的现象出现。同时，随身带些奶糖，一旦头晕发作时，马上吃糖，可使头晕得以缓解。

改变体位时应注意放慢速度，并避免长时间站立。

出现过头晕现象的准妈妈应避免骑自行车，以免跌伤。一旦头晕发作，应立即就地坐下，或平卧，安静休息一会儿。准妈妈如果经常出现头晕现象，应到医院做详细检查，排除病理性贫血、低血压或高血压、营养不良或心脏病等的可能性。如果发生在妊娠晚期，特别是伴有水肿、高血压等症状时，尤应引起高度重视，它常是某些严重并发症如子痫的先兆，应尽快就诊。

完美准爸爸行动

·给准妈妈捶捶后背揉揉肩

怀孕虽然让孕妇感到由衷的喜悦，但孕期的不适同样令人烦恼，连累丈夫也要时时注意妻子，不能惹辛苦的妻子生气，弄得两人都很累。下面介绍一些孕期丈夫帮妻子按摩的手法，既可以减轻妻子的不适，又可以调剂心情，增进夫妻感情。

（1）滚法：以手背近小指侧部分附着在治疗部位上，手指任其自然，肘关节微微屈曲，腕关节往返旋转活动，连续不断。动作均匀协调，避免来回摩擦或跳动。此手法接触面积较广、压力较大，适用于肩、背、腰、臀及四肢等肌肉较丰厚的部位。

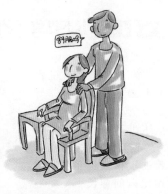

（2）揉捻法：用指腹或手掌在治疗部位做均匀和缓的揉捻动作。掌揉时，掌面保持水平，手指自然，指尖略微分开，适用于腰、背等肌肉面积较大的部位。指揉时，指关节放松，以腕关节牵动前臂，使附着部分做回旋移动，适用于颈肩部及四肢的软组织损伤。

（3）手指按压法：用拇指指尖或指关节在特定部位进行按压，若在穴位上按压称为点穴法。使用时手要握空拳，拇指需紧贴示指外侧，以免因用力过度而损伤指部关节。力量应由小到大，在按压部位进行震颤。此手法适用范围很广泛，可用于全身各部位和穴位。

第 14 周 小下巴终于抬起来了

脖子伸长了

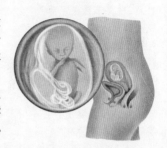

第 14 周，胎儿的脸看上去更像成人了，身长有 75 ~ 100 毫米，体重达到 28 克。

这个时候的胎儿生长速度很快。宝宝的脖颈比以前伸长了，使小下巴终于能够抬起来，不再靠在胸前。面颊和鼻梁已经出现，耳朵向前移动至头部两侧的上方。

宝宝的外生殖器发育更加明显，已经很容易地就能看出性别。如果胎儿是个女孩，她的卵巢里现在大约有 200 万个卵泡。

准妈妈的乳房变大

因为腹部继续隆起、体重持续增加，准妈妈开始觉得身体丰满起来了，乳房逐渐增大，乳晕的面积也加大，颜色更深，乳头周围凸出一些小点点。有些准妈妈的乳头会分泌出一些淡黄色或浅白透明的"初乳"。进入孕中期的准妈妈可以过性生活，但应注意频率和体位。

准妈妈的科学饮食策略

·孕中期饮食建议 ·

　　呕吐症状基本消失，营养要求质量高、数量多，以满足胎儿生长发育的需要。因胎儿发育较快，需补充优质蛋白质、钙、锌、植物脂肪、维生素等营养物质，特别是由于胎盘血循环的建立，血容量增加，需要供给血的原料铁元素，否则，会出现妊娠期贫血。所以应多食含铁的食品，如牡蛎、海蜇、大豆、牛奶等。

·孕中期推荐食谱 ·

蛋裹香椿芽

【原料】鸡蛋6个，鲜嫩香椿50克，花生油、盐各适量。

【制作】①将香椿芽洗净，放入碗中，倒入开水盖严，3分钟后取出，沥干水，切成碎末。②将鸡蛋磕入碗中，加盐搅打起泡沫。③锅置火上，放入花生油烧熟，将鸡蛋倒入锅内，急速炒两下；趁鸡蛋尚未炒熟时，将香椿末放在鸡蛋中间，用铲子将四周的鸡蛋向中心折叠，使蛋液包住香椿芽；然后将鸡蛋翻个加少许水，用一个大碗扣在上面，改用小火焖3分钟，揭去大碗，慢慢滑到盘内即成。

【功效】孕妇中期常食用此菜，有利于胎儿骨骼、肌肉和各器官的健康发育。

准妈妈的生活护理方案

·准妈妈上班最好有专车

如果准妈妈由丈夫开车接送或乘出租车上下班，听起来再好不过了，省力、省时间，尤其是在怀孕的前3个月，可以避免剧烈的动作。

如果准妈妈自己开车，那么，无论何时都要注意避免紧急刹车摇晃到肚子，更应留心安全带的位置，不要紧紧地勒在腹部，让小宝宝"忍辱负重"。要适当挪移安全带，避开"危险地带"。

如果准妈妈坐公交车，一定要注意安全，不要快速追即将发动的汽车，上下车时注意脚下台阶。

胎教知识的了解与应用

·语言胎教的形式

1.故事与童话

讲故事、童话给胎儿听，生活中时时刻刻都有胎儿的课堂和教材，最重要的是把你的感情带进去。故事和童话有文字型和图画型，故事和童话的讲述技巧也是最富于变化的，语速、语调、角色等，奇妙无穷，如果和丈夫一起讲故事，将更有趣味。

2.诗歌与散文

诗歌有散文诗、儿童诗、古诗、绕口令、谜语等，与散文一样，两者的行文都很押韵，朗朗上口，意境也较优雅柔和，像朱自清的《荷塘月色》，其优美的意境，宁静的韵味，可以让孕妇摆脱烦恼，改善精神状态，促进身心平衡，并优化胎内环境，使胎儿出生后性格良好，情绪稳定。

3.阅读与讨论

这两者对孕妇和胎儿的记忆和思考能力都有帮助，在阅读的过程中，孕妇首先会受到视觉的刺激，然后转化成思维和感情；讨论通过问题的提出、过程的变化，最终要得出一个结果，是一个经过了语言和思维整合的过程，也可以利用闲暇时间进行。

·语言胎教的6个方法 ▰▰▰▰▰▰▰▰

（1）放松，选一个舒服的坐姿，顺其自然，不要求一定达到什么目标。

（2）给胎儿起乳名，并经常呼唤他。

（3）语调要有感情，速度稍缓，便于胎儿理解，注意声音低一点，柔和一点，不要高声大叫。

（4）把胎儿当成大人来说话，时间相对固定并在10分钟之内，然后过40分钟以上再进行。

（5）选择在胎儿清醒的时间进行，内容尽量"重复"，"重复"是胎儿、婴儿的学习特点。

（6）在语言胎教中，丈夫也应该参与，因为胎儿非常喜欢男性低缓而深沉的声音。

妊娠期常见不适和问题

·准妈妈易便秘

便秘是妊娠妇女通常会遇到的烦恼之一。一般来说，妊娠期不主张使用泻药，以免诱发流产或早产。因此，准妈妈及早预防便秘发生显得尤为重要。主要有以下预防措施：

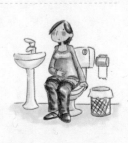

（1）养成良好的排便习惯，每日定时排便一次。

（2）充足睡眠，适量活动。

（3）一定要吃早餐：在饮食方面，应注意增加膳食纤维的摄取、三餐饮食应定时定量，一定要吃早餐。

·7种有助通便的食物

（1）蔬菜：含有较多的粗纤维、维生素和矿物质，具有利五脏、通血脉、润肠的作用。

（2）未加工的豆类：如黄豆及其制品、绿豆、红豆等。

（3）含高纤维的水果：如梨、哈密瓜、桃子、苹果、黑枣等。

（4）全谷类及其制品：如米糠、糙米、麦麸、燕麦、玉米、全麦面包等。

（5）含不饱和脂肪酸较多的各种坚果和植物种子：如杏仁、核桃、各种瓜子仁、芝麻等。

（6）酸奶：饮用后，肠内的有益菌的数量会增加，这些有益菌分解酸奶形成的有机酸同样能刺激肠道蠕动，利于排便。

（7）蜂蜜：能清热、补中、解毒、润燥止痛。

完美准爸爸行动

·体贴的性生活

妊娠中期，早孕反应过去了，胎盘已经比较牢固，妊娠进入稳定期，孕妇的心情开始变得舒畅。由于激素的作用，孕妇的性欲有所提高。加上胎盘和羊水的屏障作用，可缓冲外界的刺激，使胎儿得到有效的保护。因此，妊娠中期可适度地进行性生活，这也有益于夫妻恩爱和胎儿的健康发育。

妊娠期，舒心的性生活能充分地将爱心和性欲融为一体。丈夫给妻子或者妻子给丈夫亲吻与抚摸，爱的暖流就会传到对方的心田。

第 15 周 我会皱眉了

我是个"小毛孩"

本周宝宝的顶臀长为 10.4 ~ 11.4 厘米，体重约为 50 克。

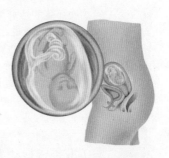

宝宝的骨骼正在迅速增长，手腕和肘关节活动更加灵活。宝宝的小手有时会握成拳头，但这并不是受大脑控制的有意识动作。

现在宝宝的皮肤上覆盖了一层柔软纤细的胎毛，胎毛依照皮肤的纹理分布，其作用能辅助调节体温，这层绒毛在宝宝出生后会消失。此外，胎儿的脸上长出了眉毛，头发在继续生长。

宝宝中耳内的小骨头也开始变硬，但由于大脑的听觉中枢尚未发育，因此他还不知道声音的含义。不过他已经产生了一系列的面部表情，比如皱眉或做鬼脸。科学研究证明这些动作还可以促进大脑的发育。

子宫继续上升

这时准妈妈的腹部已初具"规模"了，子宫有一个初生婴儿的头那么大，子宫底部上升到肚脐下四横指的位置。因子宫渐渐变大，会引起经常性的腰酸、背痛。

准妈妈放松了许多

准妈妈体重继续增加，原来的衣裤基本穿不上了。随着妊娠症状的消失，准妈妈在精神上多半感觉轻松了，日常生活基本恢复了往日的样子。

准妈妈的科学饮食策略

·5种家常的补血食物

（1）黑豆：黑豆可以生血。黑豆的吃法随个人喜好，如果是在产后，建议用黑豆煮乌鸡。

（2）发菜：发菜所含的铁质较高，用发菜煮汤做菜，可以补血。

（3）胡萝卜：胡萝卜含有一种特别的营养素——胡萝卜素，胡萝卜素对补血很有益处，用胡萝卜煮汤，是很好的补血汤饮。

（4）金针菜：金针菜铁质含量丰富，同时金针菜还含有丰富的维生素A、维生素B_1、维生素C、蛋白质、脂肪等营养素。

（5）龙眼肉：补血的同时还能治疗健忘、心悸、神经衰弱和失眠症。龙眼汤、龙眼酒之类也是很好的补血食物。

·妊娠贫血的食疗粥品

（1）鸡汁粥：先将母鸡一只煮汤汁，取汤汁适量与粳米 100 克煮粥食。孕妇常食,可辅助防治贫血症。

(2)大枣粥:大枣 10 枚、粳米 100 克,煮粥常食,对防治妊娠贫血有一定作用。

(3)芝麻粥:黑芝麻 30 克,炒熟研末,同粳米 100 克煮粥之。孕妇常食,能辅助治疗妊娠贫血。

准妈妈的生活护理方案

·避免电脑对母体及胎儿的影响

电脑视屏的电离辐射对胎儿发育有一定影响。对于从事电脑操作的准妈妈,我们建议如下:有条件时,可以在电脑的荧光屏上附加一个安全防护网或防护屏,以进一步吸收可能泄漏的 X 射线。工作环境要保持良好的通风,以保证空气的新鲜。尽量缩短每天电脑操作的时间,减少受到的电离辐射量。

·准妈妈最好摘掉隐形眼镜

孕妇在妊娠期间,因生理变化,角膜的含水量比平常人高,尤其是怀孕末期,角膜透气差,此时如果戴隐形眼镜,容易因为缺氧而造成角膜水肿。此外,一旦隐形眼镜不洁滋生细菌,将会因为感染造成角膜发炎、溃疡甚至失明。一些妊娠并发症也会造成眼睛的变化,如妊娠毒血症所引发的高血压会导致视网膜血管收缩,必须及时进行治疗。因此,妇女在怀孕期间不宜戴隐形眼镜。

妊娠期常见不适和问题

·高龄（35岁以后）妊娠的危险

超过35岁的孕妇所生的孩子出现异常问题的风险是很高的。超过30岁的妇女妊娠所致问题有早产、骨盆受压和骨盆疼痛。35岁以后妊娠孕妇的危险性更大，这些危险包括：唐氏综合征、高血压、剖宫产、多胎、产前子痫、胎盘剥离、出血或其他并发症。

妊娠会使女性腹部、皮肤和肌肉有某种程度的变化。如果35岁以后才怀孕，你会发现更难使它们恢复原状了。

完美准爸爸行动

·轻抚太太的肚子

母亲腹内的胎儿，除了通过听觉与母体内外的环境发生联系外，还有触觉也是接收信息的一种途径。给胎儿以触觉信息能促进胎儿神经系统发育。因此，准爸爸在轻松的气氛下轻轻抚摸太太的肚子，既可以让太太感受到你的爱，也通过对胎儿进行皮肤触觉的刺激，来激发胎儿的运动积极性和获得爱抚，同时其大脑中的细胞在传递这些触觉神经冲动时得到发展，伸展出更多的树突形成更多的突触联系，使大脑网络更加丰富。

第16周 小淘气一阵乱踢

胎宝宝开始打嗝

在这周胎儿的顶臀长超过 12 厘米，而体重才只有 150 克。你可能还不知道，胎宝宝现在开始打嗝了，这是呼吸的先兆。现在，胎儿腿的长度超过了胳膊，手指甲完整地形成了，指关节也开始活动。

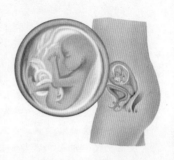

尽管宝宝自身的免疫系统已经开始产生部分抗体，但他仍依赖着母亲胎盘所提供的抗体。宝宝的神经系统开始工作，肌肉能够对大脑的刺激做出反应，因此动作非常协调。现在仍是宝宝十分活跃的时期，他常常会淘气地翻身、乱踢一阵，让妈妈感受并重视他的存在。

子宫全部软化

随着宝宝的生长发育，子宫不断增大，羊水量加至 200~250 毫升，本周子宫底高度约 15 厘米，相当于肚脐下 2～3 横指的高度。子宫全部软化而有弹性，整个子宫重约 250 克。这时发生流产、死产概率较前 3 个月明显降低了。

准妈妈能够感觉到胎动了

你现在的体重可能已经增加了 2 ~ 4.5 千克。由于腹部的隆起，还有腰背痛的影响，准妈妈的睡眠会受到不同程度的影响，怎么躺也不舒服。

在 16 ~ 20 周之间，准妈妈可以感到明显的胎动。如果已经有过怀孕史，能感到胎动的时间更早。注意记录下第一次胎动的时间，下次去医院做检查时告诉医生。

孕期检查

·筛查唐氏综合征

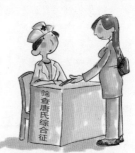

抽取孕妇血清，检测母体血清中甲型胎儿球蛋白（AFP）和绒毛促进腺激素（HGG）的浓度，结合孕妇预产期、年龄和采血时的孕周，计算出"唐氏儿"的危险系数，这样可以查出80%的唐氏儿。

做唐氏综合征筛查还可检查出血清 AFP、HGG 和 PAPPA，还可筛查出神经管缺损、18 三体综合征及 13 三体综合征的高危孕妇。

筛查的最佳时期是在怀孕第 15 ~ 20 周。孕妇于抽血后 2 周回门诊做例行产前检查时由门诊医生告知结果，若血清筛查呈阳性者需再做羊水检查，明确诊断。

准妈妈的科学饮食策略

·妊娠中期每天的膳食构成的数量

谷类主食 350 ~ 500 克，如米、面、玉米、小米等。

动物性食物 100 ~ 150 克，如牛、羊、猪、鸡、鱼、蛋等。

动物内脏 50 克，每周至少 2 次。

水果 100 ~ 200 克。

蔬菜 500 ~ 750 克。

奶及其制品 250 ~ 500 克。

豆类及其制品 50 克，如豆腐、豆浆、豆制品、红小豆、绿豆、黄豆等。

油脂类 25 克，最好是花生油、玉米油、植物烹调油等。

准妈妈的生活护理方案

·孕妇睡觉姿势不当危害健康

怀孕后，胎儿在母体内不断生长发育。为了满足和适应胎儿的需要，孕妇全身生理功能和解剖结构都会发生一些变化。特别是子宫逐渐增大，子宫的血流量也大大增加。到了临产前，整个腹部几乎都被子宫所占据，这必然对心脏、肺、泌尿器官产生不同程度的推移或挤压。

如果孕妇这时仰卧睡觉，增大的子宫压在子宫后方的下腔静脉上，回心血量减少，造成子宫的供血量明显不足，直接影响胎儿的营养和发育。

孕妇仰卧，增大的子宫还可能压迫下腔静脉，使回流到心脏的血流量急剧减少，大脑的血液和氧供应也会随之减少，对全身各器官的供血量也明显减少。这时孕妇会出现胸闷、头晕、恶心、呕吐、血压下降等现象，医学上称为"仰卧位低血压综合征"。

同时，孕妇仰卧睡觉还有其他危害，如可能会造成下肢及外阴部静脉曲张、水肿、溃破出血，诱发胎盘早期剥离，突然出现腹痛、阴道及子宫内出血，甚至发生产妇休克，威胁生命或造成胎儿死亡。

孕妇仰卧还会因子宫压迫输尿管，影响尿路的通畅，增加孕妇患肾盂肾炎的机会，有损孕妇的身体健康。

怀孕期间，经常右侧卧也不利于胎儿发育。由于子宫不断增大，使腹内其他器官受到挤压。有时，下腹腔内乙状结肠受挤压，使孕妇的子宫不同程度地向右旋转，

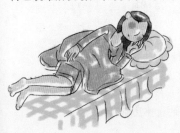

从而使维护子宫正常位置的韧带一直处于紧张状态。系膜中营养子宫的血管受到牵拉会影响胎儿的氧气供应，造成胎儿慢性缺氧，严重的还会引

起胎儿窒息或死亡。

许多医学专家就孕妇睡姿进行了长期的临床研究后证实：孕妇在妊娠期，特别是妊娠晚期，采取左侧卧位是孕妇的最佳睡眠姿势。

妊娠期常见不适和问题

·唐氏综合征 ▶▶▶

唐氏综合征或称 21 三体，国内又称为先天愚型，是最常见的严重出生缺陷病之一。患者面容特殊，两边眼角上翘，鼻梁扁平，舌头常往外伸出，肌无力及通贯手。患者绝大多数为严重智能障碍并伴有多种脏器的异常，如先天性心脏病，白血病、消化道畸形等。本病的发生几乎波及世界各地，很少有人种差异。据统计染色体异常在新生儿中的发生率为 50‰ ～ 60‰，唐氏综合征约为 1/750，绝大多数病人属随机发生，但随母亲年龄的增长其发生率随之升高。35 岁以上孕妇妊娠期实际上罹患此综合征的数目大得多，只是许多这种妊娠的结果导致了较早的流产或死婴。唐氏综合征患儿具有严重的智力障碍，生活不能自理，并伴有复杂的心血管疾病，需要家人长期照顾，会给家庭造成极大的精神及经济负担。

完美准爸爸行动

·准爸爸每天要听胎心音

一般在孕16周的末期即可听到胎心音，这个艰巨任务当仁不让地落在了准爸爸头上。妻子排尿后仰卧床上，两腿伸直，丈夫可直接用耳朵或木听筒贴在医生指定的听胎心部位，仔细地听，即可听到一种节律规则。那种近似钟摆振动的"滴答、滴答"声，就是胎心音。一般每分钟可听到胎心跳动120～160次。每天听一次或数次，每次数1～2分钟胎心音。如发现胎心跳动过快、过慢或不规则，则为胎儿缺氧的警报，应立即就医。

·学会区别其他几种声音

（1）子宫杂音：当血流经过胀大的子宫血管时，可出现一种性质为吹风样，但音调低沉有力的响声。这种子宫血管杂音的速率与孕妇的脉搏速率相同。

（2）腹主动脉音：孕妇的腹主动脉搏动的声音，似敲鼓一样的"咯"响，速率与孕妇脉搏相同。

（3）胎动音：胎儿肢体撞击子宫壁时，可引起一种没有一定规律的杂音，且部位多变，时有时无。

第 17 周 脐带是宝宝的第一件玩具

胎宝宝的体内开始长出脂肪

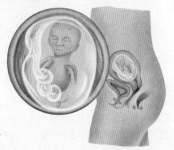

胎儿现在看上去像一只梨子，大约有 13 厘米长，约 170 克重。现在胎儿变得非常顽皮，他（她）拥有了第一件玩具——脐带，他（她）特别喜欢用手去拉或抓住脐带。

胎儿的循环系统和尿道完全进入正常的工作状态，胎儿的肺也开始工作，他（她）已能够不断地吸入和呼出羊水。胎儿的体内开始出现褐色脂肪，以备出生时维持身体热量。胎动的出现可监控妊娠是否正常。如果你以前曾有过像出血或疼痛等问题，监测胎动更为重要。

子宫开始挤肠胃

随着妊娠的继续，子宫顶部变得近似球形。它的长度比宽度增加的快，因此子宫的形状更接近于椭圆形。子宫充满了骨盆并且向上到达腹腔。你的肠道被推向上方并且向边靠。子宫后几乎可达你的肝脏。

当你站立时，子宫会触及前面的腹壁，在这一位置它很容易被摸到。当你躺下时，它会向后到达你的脊柱和血管（腔静脉）。

准妈妈的鼻子很难受

有些孕妇会发生鼻塞、鼻黏膜充血和出血，这种现象与孕期内分泌变化有关并会逐渐减轻，切忌滥用滴鼻液。如果发生严重的鼻出血，应考虑是否发生妊高征，最好请教医生。

准妈妈的科学饮食策略

·维生素制剂和蔬菜不能互相代替

蔬菜是人体所需维生素的主要来源之一，有色蔬菜含有丰富的维生素。然而，生活中很多人吃蔬菜比较少，企图通过吃维生素制剂来补充，也有人认为蔬菜中含有丰富的维生素，只要多吃蔬菜就没必要吃维生素制剂。

一方面，维生素制剂不能代替蔬菜。因为蔬菜中的维生素是按照一定比例存在的天然成分，而维生素制剂大多是人工合成，两者在性质上有所差别。蔬菜是多种维生素的集合体，而维生素制剂多是成分单一。蔬菜中还含有一些不是维生素，但对人体的作用与维生素类似，如生物类黄酮、叶绿素等，且蔬菜中还含有矿物质、微量元素、碳水化合物、膳食纤维等非维生素类营养成分，所以蔬菜对健康的作用更全面。因此，想用维生素制剂代替蔬菜几乎是不可能的。在吃蔬菜比较少时，服用维生素C或同时服用其他维生素的做法，只是权宜之计，就获得全面均衡营养而言，吃蔬菜水果远比吃维生素制剂重要。

另一方面，蔬菜也不能代替维生素制剂。这是因为：第一，不是所有蔬菜都富含维生素C，除非你精心选择绿色、红色、紫色的蔬菜和水果，否则就很难满足每天需要的100毫克维生素C。第二，维生素C是水溶性的，所以在洗菜时，很容易丢失；维生素C怕高温，烹调时温度过高或加热时间过长，蔬菜中的维生素C就会被大量破坏；维生素C还容易被空气中的氧气氧化，蔬菜水果存放的时间越长，维生素C受损就越多。所以除非用精确的烹调方法，否则即使选择上述有色蔬菜，也很难满足每天的人体需要。所以除依赖蔬菜、水果之外，适量摄入维生素制剂还是有益的。

准妈妈的生活护理方案

·给准妈妈支招保护乳房

妊娠后随着孕周的不断增长，乳房也开始逐渐变化。从妊娠第17周开始，乳房偶然会有稀薄的液体分泌出，乳晕的皮脂腺也开始分泌，为保证分娩后能正常哺乳，应该从现在起对乳房进行养护。

清洁乳房不仅可以保持乳腺管的通畅，还有助于增加乳头的韧性、减少哺乳期乳头皲裂等并发症的发生。在初乳阶段，初乳易在乳头处形成结痂，应该先以软膏加以软化，然后用温水清洗干净。乳头应该保持清洁和干燥，但最好不要用肥皂水或酒精清洗乳头，因为这样会使乳头周围皮脂腺分泌的可保护皮肤的油脂流失，导致乳头过于干燥，发生皲裂而受损害。准妈妈应专门准备一条干净毛巾，每天用温水清洗乳房，用毛巾摩擦乳头，有利于增强乳头的韧性，预防乳头破裂。擦洗时注意动作不要过于粗暴，以免造成对乳头的刺激或酸痛感。

· 乳头内陷的护理和矫正

正常的乳头为圆柱形，突出于乳房平面。如果乳头内陷，产后哺乳可能发生困难，甚至无法哺乳，乳汁淤积，引发感染而发生乳腺炎。故乳头内陷者，应该于妊娠 18～24 周时开始设法纠正。

做法是以双手大拇指置于靠近凹陷乳头的部位，用力下压乳房组织，然后逐渐向乳晕的位置向外推，每日清晨或入睡前做 4～5 次，待乳头稍稍突起后，再捏住乳头颈部向外来回牵拉，使乳头凸起，每日 2～3 次，每次 10～15 分钟，一般经过 1～3 个月的矫正即可治愈。

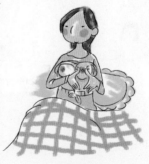

胎教知识的了解与应用

·第一种胎儿体操

孕妇仰卧在床上，全身放松，手捧腹部，从上而下，从左到右，反复轻轻抚摩，然后用一个手指反复轻压胎儿。

在抚摩时注意胎儿的反应，如果胎儿对此不高兴，就会出现躁动或用力蹬踢，则应停止抚摩；如果受到抚摩后，出现平和的蠕动，则表示胎儿很满意，可以继续进行。

·第二种胎儿体操

用手轻轻推动胎体，胎儿出现踢打母亲的反应，这时用手轻轻拍打胎儿踢的部位，待胎儿第二次踢母亲，再用手轻轻拍打踢的部位，这样周而复始，渐渐形成条件反射，当你用手轻轻拍胎儿时，胎儿就会向拍的部位踢去，但要注意拍的位置不要距离原来的位置太远。

妊娠期常见不适和问题

孕妇可能出现牙齿松动、易生龋齿，牙龈充血、水肿、增厚等症状，有的孕妇还有唾液增多和流涎等症状，这些改变都会随着妊娠的终结而恢复。但孕期应特别注意口腔的清洁卫生，因为口腔感染会殃及胎儿和自身的健康，造成种种危害，不利于优生优育。

完美准爸爸行动

·准爸爸多跟宝宝说话

声学研究表明，胎儿在子宫内最适宜听中、低频调的声音，而男性的说话声音正是以中、低频调为主。因此，父亲坚持每天对胎儿讲话，让胎儿熟悉父亲的声音，这种方法能够唤起胎儿积极的反应，有益于胎儿出生后的智力开发及情绪稳定。

首先让准妈妈坐在宽大舒适的椅子上，然后由妻子对胎儿说："乖孩子，下面我们开始与你的爸爸进行十分愉快的对话！"这时，丈夫应该坐在距离妻子50厘米的位置上，用平静的语调开始说话，随着对话内容的展开再逐渐提高声音，不要一下子发出高音惊吓到胎儿。

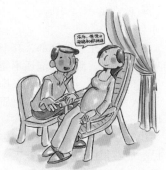

第18周 独一无二的指纹

肺泡开始发育

现在，宝宝的顶臀长为 14 厘米，体重为 150 克。宝宝的眼睛已经移到了正常的位置。理论上认为，为了保护眼睛，他（她）的眼睑要在第 24 周后才会张开。

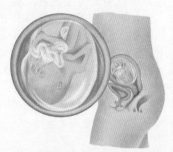

在迅速生长的肺部，有个被称为肺泡的小气囊开始发育。这一阶段肺泡还不能工作，因为肺部是最晚成熟的器官之一。消化道未排泄掉的羊水被堆积在肠道内，形成一种糨糊状的物质，叫作胎便。它将促进肠道的蠕动。宝宝指尖处和脚趾上的肉垫形成，并开始出现了独一无二的漩涡或螺纹状的指纹。他（她）已经能够很协调地操纵双手，甚至把手放入口中。现在宝宝更加活跃，经常戳、踢、扭动和翻转。如果宝宝是个男孩，那么他的前列腺正在形成。

香瓜般大小的子宫

准妈妈现在可以在肚脐下方两根手指（约 2.5 厘米）的位置摸到子宫，大小和香瓜差不多。准妈妈的体重增加了 4.5 ~ 6 千克，增加的幅度因人而异。

吃原来可以这么肆无忌惮

你的子宫在不断地长大，身体的重心也在发生变化，你可能感到行动有些不方便了。这时注意别穿高跟鞋，应选用低跟鞋了。通常这时候医生会建议你通过超声波检查一下胎儿的发育情况。

孕早期的不适已经过去，而现在你一定会对自己的胃口感到吃惊，吃原来可以这么肆无忌惮，不用考虑身材是否走样。

准妈妈的科学饮食策略

·高脂肪饮食不利母婴健康

大量医学研究资料证实，乳腺癌、卵巢癌和宫颈癌具有家族遗传倾向。如果孕妇长期大量食用高脂肪食物，会使大肠内的胆酸和中性胆固醇浓度增加，这些物质的蓄积能诱发结肠癌。同时，高脂肪食物会增加催乳激素的合成，促使发生乳腺癌，不利于母婴健康。

·蛋白质过量易得癌

蛋白质供应不足，易使孕妇体力衰弱，胎儿生长缓慢，产后恢复健康迟缓，但是，孕期蛋白质摄入过量，不仅可造成血中的氮质增高，而且也易导致胆固醇增高，加重肾脏的肾小球过滤的压力。另外，蛋白质过多地积存于人体结缔组织内，可引起组织和器官的变异，使人易患癌症。

妊娠期常见不适和问题

·准妈妈常见的6种疼痛

1.肋骨痛

肋骨痛是由于子宫长大将肋骨上推所导致的。可将双臂向头上伸展以缓解肋骨痛。

2.手腕痛

这是由于怀孕期间分泌的激素引起的筋膜、肌腱、韧带及结缔组织变软、松弛或水肿，同时累及压迫神经所造成。手部有水肿或过度伸屈腕时会引发症状，如感到单侧或双侧手部阵发性疼痛、麻木、有针刺或烧灼的感觉等。

当感觉手指上有针扎般的疼痛时，轻轻按摩手指5分钟。腕管综合征多在夜间发病，因此睡觉时最好在手和手腕下垫一个枕头。

3.腰背痛

怀孕的任何阶段都会出现腰背疼痛，在怀孕的最后几周尤为突出。这是因为随着胎儿的长大，腰背部肌肉张力改变了机体的平衡导致的。捡东西时注意弯曲膝盖，不要提重物。坐时可以用垫子垫在背部的凹处。站时要注意姿势并站直，尽量穿低跟的鞋子。有条件的，可以在疼痛的区域进行热疗或冷疗。按摩也能适当缓解疼痛。

4. 胃痛

逐渐变大的腹部给肠胃增添了很大的压力，而性激素使隔离食道和胃的肌肉变得松弛，从而导致胃酸向上翻涌并使胸部产生灼热感，在晚上或躺下时感觉更加明显。

每日少食多餐，少吃酸辣、过冷以及油炸食物；饭后半小时内不要躺下（吃饭时尽量坐直，这样胃酸就不会向上走）；睡觉时侧卧，均可减轻胃痛。

5. 骨盆疼痛

这是由于韧带松弛和牵拉所致。出现这种情况应躺下休息，或者洗个热水澡，尝试一些柔和的锻炼。

6. 坐骨神经痛

胎儿的重量会给背部增加压力，并且挤压坐骨神经，使腰部以下到腿的位置产生强烈的刺痛。睡觉时采用左侧卧位，并在两腿膝盖间夹放一个枕头，以增加流向子宫的血液。白天不要以同一种姿势站着或坐着超过半小时，尽量不要举重物过头顶。游泳可以帮助减轻坐骨神经痛。

第 19 周 开始监测胎动

长出胎脂保护自己

现在，宝宝的顶臀长约为 15 厘米，体重约为 200 克。宝宝皮肤的腺体开始分泌出胎脂，胎脂具有防水的作用，可防止宝宝的皮肤在羊水中过度浸泡。另一种脂肪状的物质称作髓鞘，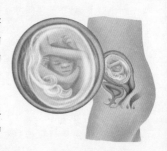
已经将宝宝的神经包裹起来。宝宝的胃肠开始分泌消化液以帮助吸收羊水，并将吸收的部分羊水输送到循环系统。血液经肾脏过滤后，里面的过滤物被重新排泄到羊膜囊里。宝宝的乳头已开始出现。如果是女孩，那么她的子宫、阴道和输卵管都已经就位；如果是男孩，那么他的生殖器已经发育得相当明显。

羊水更多了

子宫已经大至肚脐下一横指的位置，皮下脂肪增厚，腹部突出更明显。随着子宫和胎儿的继续增大，准妈妈本周的体重增加 3.6 ~ 6.0 千克。

准妈妈穿上孕妇装

本周最激动人心的是：准妈妈明显感觉到宝宝在

肚子里动起来了！这就是我们常说的胎动。

准妈妈的体形开始变得有点儿笨重，可以自豪地穿上宽松的孕妇装了。

妊娠使准妈妈的身体承受着额外的负担，准妈妈会变得特别容易疲倦，此时一定要注意休息。

准妈妈的科学饮食策略

·补钙很重要

妊娠头3个月与未妊娠时一样，每天钙的需求量为800毫克。随着胎儿的发育，妊娠中期（4～6个月）为1000毫克，妊娠后期（7～9个月）为1500毫克，哺乳期为1500毫克。孕妇补钙应以食物为基础，尽量从膳食中获取钙，多选择富含钙的食品，如鲜奶和奶制品、豆类、豆腐、绿色蔬菜、各种瓜子、虾皮、海带、紫菜、芝麻酱等。当食物中的钙补充不够时，缺钙的孕妇可在医生指导下服用一定剂量的钙制剂。

有的准妈妈因妊娠中期出现小腿抽筋而大量服用钙片。其实服用钙片过多，不仅容易造成胎儿颅缝过早闭合导致难产，甚至会使胎盘过早老化引起胎儿发育不良。另外，庞大的子宫压迫盆腔血管和输尿管，如果再加上尿钙高，就增大了形成尿路结石的危险性。而且，钙摄入量过高不利于其他微量元素如铁、锌、镁、磷的吸收利用，尤其是缺铁，易引起贫血。

因此，孕妇补钙要适当，尤其要注意微量元素之间的平衡，否则容易顾此失彼。

准妈妈的生活护理方案

· 准妈妈小腿易抽筋

小腿抽筋在孕妇中是比较常见的，根据统计，大约1/3的孕妇曾经有抽筋的现象，多在妊娠中期和后期产生。

为预防抽筋，建议妊娠女性每天应该摄取1200毫克的钙质。牛奶是高钙食品，1天如果能喝2杯牛奶，就能够维持足够的钙质。如果喝不到2杯，最好再额外补充钙片。

准妈妈如果半夜腿抽筋醒来，可用力将脚蹬到床边的墙上片刻；如需要也可采取仰卧姿势，用手拉住脚趾，尽量把小腿抬高，一次不行，可再做一次，一般可很快

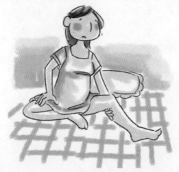

缓解。如在站立时小腿抽筋，可把小腿伸直，活动脚掌，一般比较有效；或是轻轻按摩、揉捏抽筋的部位，也有助于缓解抽筋。如果抽筋太久造成局部肌肉的酸痛，可以选择热敷或是泡

热水。如果抽筋经常发作，应求助医生进行治疗。

胎教知识的了解与应用

·运动训练不会伤到胎儿 ▶

有些孕妇对进行胎儿运动训练表示担心，认为锻炼会伤害胎儿，其实这种担心是没有必要的。胎儿在4个月时胎盘已经很牢固了，胎儿此时在母体内具有较大的空间，而且羊水对外来的作用力具有缓冲作用，可以保护胎儿。所以母亲对胎儿进行运动训练时并不会直接碰到胎儿，这一点孕妇可以放心。

妊娠期常见不适和问题

·不能让胎儿长得太大 ▶

胎儿出生时体重达到或超过4000克时，称巨大胎儿。在母体骨盆正常、胎儿位置正常、产力强而有规律时，超过4000克的胎儿也能安全娩出。

但对于一般产妇来说，则给分娩带来困难，使分娩带有一定的危险性。如在妊娠中后期发现胎儿较大，孕妇应适时限制饮食。在产前确诊为巨大儿，医生会根据孕妇骨盆大小、初产还是经产、羊水多少等情况确定分娩方式。

·不要让准妈妈的先兆子痫发展成子痫

先兆子痫多由中度妊娠高血压综合征发展而来，除有高血压、乳肿、蛋白尿外，又出现头痛、头晕、视物模糊、胸闷、恶心等病症，如不加紧治疗，很快进入子痫阶段。患者血压往往超过160/100毫米汞柱（21.2/13.3千帕）。这个阶段很短，如未处理，很快进入子痫。因而先兆子痫应住院治疗，或全天休息。休息的环境要安静，避免噪声，使病人可以安心休养。

 完美准爸爸行动

·定时数胎动

妊娠满28周后应每天定时数胎动。一般来说，在正餐后卧床计数，每日3次，每次1小时。每天将早、中、晚各1小时的胎动次数相加乘以4，就得出12小时的胎动次数。如果12小时胎动数大于30次，说明胎儿状况良好，如果为20~30次应注意次日的计数，如果下降至20次要告诉医生，做进一步检查。

*如果胎动消失12小时，则有胎死官内的危险，也有胎儿畸形的可能。据统计，其中有78%的胎儿有可能发生官内窘迫、胎儿官内发育迟缓、新生儿窒息、围产儿死亡。

*如果胎动减少至1小时不足3次，应立即到医院挂急诊，以免失去抢救时机。

第20周 我的头发长了

神经元之间密切联系

现在，宝宝的顶臀长约为 16 厘米，体重为 255 克。

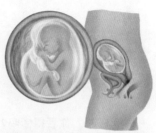

本周是胎儿的味觉、嗅觉、视觉和触觉等感觉器官发育的关键时期。分管这些感觉的神经元已经在大脑中各就各位，形成记忆与思维功能的那些复杂的神经元之间的相互联系也在增加。

胎儿的头发继续生长，胎脂继续增加，皮肤开始增厚。此外，现在用听诊器就可以听到胎心的跳动。

如果宝宝是个女孩，她的卵巢里已经大约有 600 万个卵泡，但是当她出生时，数量将下降到 100 万左右。

子宫的增长逐渐平稳

在此之前，子宫的增大并不规则，从现在开始增长会比较平稳，子宫底每周大约升高 1 厘米。本周，子宫底正平肚脐，宫高 16 ~ 20 厘米，羊水量约 400 毫升，整个子宫如成年人头部般大小。

膨大的腹部破坏了整体的平衡

这时，准妈妈的腹部越来越大，体重急剧增加，已经接近典型孕妇的体形。膨大的腹部破坏了整体的平衡，使人易感疲劳，同时伴有腰痛。睡眠中更易出现腿部痉挛，在腿肚以及膝盖内侧，容易出现静脉瘤。

孕期检查

孕检时，通过B超可判断出胎儿的月龄、胎位、是否为多胎、性别鉴定、胎盘的位置、脐带及胎儿有无异常等。

·孕检B超，你看得懂吗?

CRL——从胎儿头部到臀部的长度，又称为"头臀长"。妊娠8～11周期间，每个胎儿发育状况还没有太大差异，因此医院往往通过测量CRL来预测预产日期。

BPD——头部左右两侧之间最长部位的长度，又称为"头部双顶径"。当初期无法通过CRL来确定预产期时，往往通过BPD来预测；中期以后，在推定胎儿体重时，往往也需要测量该数据。

FL——胎儿的大腿骨的长度，又称为"股骨长"。大腿骨是指大腿根部到膝部的长度。一般在妊娠20周左右，通过测量FL来检查胎儿的发育状况。

APTD——腹部前后间

的厚度，又称为"腹部前后径"。在检查胎儿腹部的发育状况以及推定胎儿体重时，需要测量该数据。

准妈妈的科学饮食策略

牛奶粳米粥

【原料】粳米100克，牛奶500克，水300克，盐或白糖少许。

【制作】①粳米拣去杂物，淘洗干净。②锅置火上，放入米和水，大火烧开，改用小火熬煮30分钟左右，至米粒涨开时，倒入牛奶搅匀，继续用小火熬煮10～20分钟，至米粒黏稠，溢出奶香味时即成。③食用时既可以直接食用，也可以加糖或盐，成为不同口味的奶粥。

【功效】此粥色泽乳白，黏稠软糯，奶香浓郁，含钙丰富，是孕妇补充钙质的良好来源。

牛肉末炒芹菜

【原料】牛肉50克，芹菜200克，姜、葱少量，酱油、淀粉、料酒、盐各适量。

【制作】牛肉洗净、切碎，用酱油、淀粉、料酒调汁拌好。先用姜、葱炒熟牛肉，盛起；芹菜下锅快炒，再加入炒好牛肉，炒匀，调味即可食用。

【功效】益气补血，强筋健骨。孕妇经常食用可以增加钙、磷、铁的补充，防治小腿抽筋，有利于胎儿的发育。

准妈妈的生活护理方案

·准妈妈要保证充足的休息

孕妇比正常人身体负担重，容易疲劳。疲劳对孕妇本身健康和胎儿都不利。所以，即便在进行正常轻微的劳动时，也要适当休息。如：即使正在工作中并不感到疲劳，也要稍稍休息，哪怕是休息5分钟、10分钟也好。

长时间在椅子上坐着工作的人，要在脚下垫一个小台子，抬高脚的位置，防止水肿。

·准妈妈必须晒太阳

妈妈不晒太阳，就会使宝宝患有先天性佝偻病的可能性大大增加。近年来我国办公、居住、交通条件大为改善，患儿的母亲在"准妈妈"期间四季都待在房间内，怕晒太阳、户外活动极少。她们中有的妊娠反应强烈，食欲低下，却不注意在饮食中补充维生素D和钙剂。

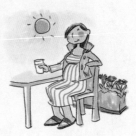

胎教知识的了解与应用

孕妇仰卧，全身放松，先用手在腹部来回抚摸，然后用手指按腹部的不同部位，并观察胎儿的反应，开始时动作轻些，时间要短，过几周胎儿逐渐适应并有积极反映了，就可稍加一点运动量，每次 5 分钟。

注意事项：对胎儿的运动训练，在怀孕 3 个月内及临产期时不宜进行，先兆流产或先兆早产的孕妇，临近产期不要进行。

妊娠期常见不适和问题

·孕妇预防妊娠高血压综合征

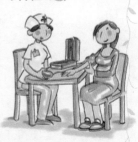

妊高征即妊娠高血压综合征，是妊娠 20 周以后所特有的疾病。其突出表现是高血压、蛋白尿、水肿，严重者可发展到抽搐、昏迷、心肾功能受损，甚至引起母婴死亡。因此，坚持定期产前检查，关注妊高征的种种迹象很有必要。为预防妊娠高血压综合征，医生建议，孕妇除增加安静休息时间外，要注意睡眠以左侧卧为主，轻度的妊娠高血压综合征患者禁止仰卧位。轻度患者每日上下午应各左侧卧 2 小时。

·孕期静脉曲张

怀孕期间分泌的性激素导致肌肉松弛，而

131

体内增加的血液却为血管增添了额外的压力，使血管扩张，静脉内的瓣膜异常而导致回流障碍，血管扩张扭曲，甚至高出皮肤而呈静脉曲张，这时如果再不注意，依然过多站立，就会导致下肢水肿。静脉曲张能通过减少站立时间（即不要用一种姿势站立很长时间）来预防静脉曲张。坐下时可以把脚抬高，放在椅子或者桌子上，以此减轻对血管的压力。孕期专用长筒袜对预防静脉曲张也有一定帮助。

完美准爸爸行动

·测量宫底

妻子排尿后，取仰卧位，两腿屈曲，丈夫可用卷尺测量妻子耻骨联合上沿至子宫底的距离。自妊娠 20 周开始测量，每周量一次，一般每周增加 1 厘米。到 36 周时，由于胎头入盆，宫底上升速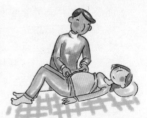度减慢，或略有下降。宫底升高的速度，反映了胎儿生长和羊水等情况，如有过快或过慢的情况，应当请医生检查。

第21周 接受别人祝福的目光

抚摸自己的脸蛋儿

现在，宝宝的顶臀长为17厘米，体重为300克，逐渐增加的体重将帮助宝宝在出生后维持体温。胎儿吞咽了大量的羊水，这对于消化系统是很好的促进，能够从羊水中吸收到许多水分。虽然宝宝的肾脏已经能够处理一些废液，但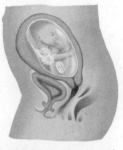是大多数废液主要通过胎盘输送到母体的血液中，并最终由母亲的肾脏进行过滤。

随着大脑和神经末梢的发育，宝宝的各种感官正在逐步完善，味蕾开始在舌面上形成。

这一时期从 B 超检查中，人们常常能看到宝宝摸自己的脸蛋儿或是拿着脐带在玩。

能摸到子宫

现在，准妈妈可以在肚脐下方约 1 厘米处摸到子宫。产检时，医生由耻骨联合开始测量子宫大小，长度约 21 厘米。此时，准妈妈的体重增加 4 ~ 6 千克。

准妈妈完全失去曲线身材

本周，准妈妈已经完全失去了腰部的曲线。这时准妈妈会觉得呼吸变得急促起来，这是因为日益增大的子宫压迫到肺部，随着子宫的增大，这种状况也更加明显。从 20 或 21 周开始，你的医生开始为你测量一些指标，如宫高、体重，并在以后的检查中不断重复测量。

准妈妈的科学饮食策略

· 专家推荐的营养食谱 ➤ ···

奶油蘑菇虾仁

【原料】虾仁 250 克，鲜蘑菇 50 克，青豆 15 克，牛奶 100 克，蛋清 1 克，料酒、盐、白糖、味精、油、水淀粉、面粉各适量。

【制作】①虾仁用淡盐水洗净，晾干后对半切开，拌入酒、盐、蛋清、水淀粉，用温油滑熟捞起沥油。
②大油 30 克加少许面粉，在火上搅成油面糊，加入牛奶，下蘑菇、青豆，煮沸，然后放虾仁，调味后即可。

【功效】此道菜可防治妊娠高血压综合征等病症。

椒盐凉鸡

【原料】光嫩鸡半只（500 克），黄香蕉苹果半个，花椒 15 粒，大料 1 颗，盐 25 克，葱 4 根，料酒、味精、香油各少量。

【制作】①将花椒与盐在文火上同炒，至香味溢出即成花椒盐。②光鸡洗净，将花椒盐在鸡的周身擦抹，放置 30 分钟后把鸡冲洗干净，放在清水中煮开，撇去浮沫，加入葱结、苹果、大料、盐和料酒，用文火煮至鸡肉酥烂，加入味精，略滚片刻后，捞出凉透。若有冰箱，可加入一些原汤汁，冰冻 1 小时，然后切成条块装盆，淋上香油，并撒上少量葱末。

【功效】在禽畜类食物中，鸡肉的蛋白质含量居首位，但脂肪含量却很低，母鸡肉属阴性，也有补血、益气效用。

准妈妈的生活护理方案

·瘦妈妈要注意营养

明显瘦弱的孕妇在孕期中易发生贫血、低钙和营养不良，发生流产、早产、胎儿发育不良乃至畸形者均多于正常孕妇。因此，瘦弱孕妇怀孕前应该对自己的健康状况进行全面、系统的检查，如瘦弱是由疾病引起，必须认真治疗，治愈后方可怀孕。如系瘦弱型体质，应加强营养和坚持锻炼，怀孕后要比一般孕妇更重视营养的补充，除了保证食物的质量，满足优质蛋白、钙、磷、铁等无机盐和多种维生素外，还要重视烹饪技术，变换食品花样。体质过于瘦弱者，应请医生指导，辅以一些营养药物和适当补品。产前检查要按期进行，以便发现异常及时处理。

·矮妈妈要预防难产

身高不足 150 厘米、身体明显矮小的孕妇因骨盆比较狭小，难产的发生率比一般孕妇要高。因此，矮小孕妇的保健重点是预防难产。孕期营养不要过剩，以免胎儿长得相对过大，而增加难产的可能性。

应坚持适宜的锻炼，增强腹肌和其他与分娩有关的肌肉力量，以利于正常分娩。加强产前检查，认真进行骨盆和胎儿大小的测量，判断胎儿能否顺利分娩，如需剖宫或其他助产，应提前1周左右入院待产。

这类孕妇多数可正常分娩，即使剖宫产，也是十分安全的。

准妈妈的安全运动计划

·适当运动助顺产

到了妊娠6个月，孕妇要主动参加运动，这对于顺利分娩以及婴儿的健康非常重要。孕妇进行运动时要愉快，保持良好的心态，心里想的是"与孩子同乐"。孕妇的运动都是要促进腹中胎儿的健康成长，为婴儿的诞生做准备。只要能达到这个目的，跳舞、散步、做操等都可以，因人而异。但还是避免到人多的地方去。

·安全地轻舞飞扬

在妊娠中期，腹部虽然大起来，但是由于妊娠中产生的激素影响，孕妇身体柔韧性很强，可以自由、舒展、愉快地进行活动。跳舞可以随节奏有规律地活动手脚和全身，使紧张的肌肉得到放松。在适度的活动中，分娩时需要使用的肌肉和关节都得到锻炼，分娩的准备工作也积极地进行了。这种适度的舞蹈，对顺利分娩有所帮助。

胎教知识的了解与应用

·让胎儿聆听"天外之声"

胎儿的听觉系统是与外界保持联系的主要器官，也是进行听力训练和听音乐胎教的物质基础，胚胎学研究证明，在受孕后第8周胎儿听觉器官已经开始发育，神经系统初步形成，听神经开始发育，当胎儿发育到第25周时其听力完全具备，还能分辨出各种声音，并在母体内做相应的反应。这是准父母可让胎儿欣赏音乐。可以选一些古典音乐如《春江花月夜》或活泼的儿童歌曲如《两只老虎》，准备一个录音机或者CD机，乐曲响起时，轻轻拍打节奏，将优美的乐曲通过腹壁传输给胎儿。每次可播放2～3支乐曲，时间不宜过长，以免胎儿听得疲乏。

妊娠期常见不适和问题

·孕妇不可乱抹的外用药

在妊娠期孕妇对外用药也应慎用，因为一些外用药能透过皮肤进入血液，引起胎儿中毒，损害胎儿神经系统的器官，一般需慎用的外用药有：

（1）杀癣净。

（2）达克宁霜。

（3）阿昔洛韦软膏。

（4）皮质醇类药。

总之，在孕期、哺乳期的妇女无论是使用口服药物，还是外用药物都应该在医生的指导下进行，才能保证用药安全、有效。

完美准爸爸行动

·继续用行动表达你对母子的爱

（1）在生活上照顾妻子：孕妇要一个人负担两个人的营养和生活，如果营养不足或食欲不佳，不仅使妻子体力不支，而且影响胎儿的智力发育，所以丈夫要关心妻子的营养问题，给妻子合理安排膳食，亲自下厨给妻子做菜，日常的家务也要抢着做，平时多提醒妻子注意生活上的小细节。

（2）创造一个风趣和谐的环境：陪妻子散步、逛公园、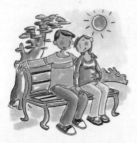做早操、晒太阳、搽护肤品，帮妻子洗头发、夹发卡、挑选衣服、饰品等，让妻子感到丈夫的体贴。遇到妻子情绪不稳定的时候，要听她倾诉，用风趣的语言、幽默的举止、有趣的游戏来安慰、开导妻子，稳定妻子的情绪，让妻子心情舒畅惬意。

第22周 我现在很清醒

软软的手指甲

现在宝宝的顶臀长为19厘米，体重为350克。

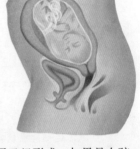

宝宝的脑部开始迅速生长，尤其是位于大脑中心的生发基质，它负责产生脑细胞。宝宝的皮肤比以前更加红润，并且有了汗腺，手指上长出软软的指甲。

如果是男孩，睾丸将从骨盆降到阴囊内，原始精子已经形成；如果是女孩，阴道开始呈现中空的形状。

宝宝清醒的时间越来越长了，当他（她）清醒时，会很清楚地听到外面大人的谈话、音乐和噪声，即使母亲轻轻拍打腹部他（她）也会被惊醒。

子宫上升到肚脐上

子宫底上升到肚脐上2厘米，子宫底高度约22厘米。

准妈妈不得不挺起肚子走路

随着子宫的增大，准妈妈身体的重心发生了变化，突出的腹部使重心前移，为了保持平衡，准妈妈不得不挺起肚子走路。准妈妈这时就不能要求自己行动敏捷了，否则很容易发生意外。

个别营养摄入不均衡的准妈妈，大约在这个时期开始出现贫血症状。贫血严重时，准妈妈会感到乏力、头晕、心慌等，这时应及时治疗。

准妈妈的科学饮食策略

·贫血概率大，食物中补铁

此时胎儿和母体的生长发育都需要更多的营养，要注意增加铁质的摄入量，胎儿要靠吸收铁质来制造血液中的红细胞，这一阶段妈妈出现贫血的可能性也大了起来。应该多吃富含铁质的食物，如瘦肉、鸡蛋、动物肝、鱼、含铁较多的蔬菜及强化铁质的谷类食品，如有必要，也可在医生的指导下补充含铁制剂。

·预防和改善贫血的食谱

猪肝菠菜汤

【原料】猪肝150克，菠菜适量，油、淀粉、盐、酱油、味精各适量。

【制作】猪肝洗净、切片，加入淀粉、盐、酱油、味精适量调匀，放入油锅内与焯过的菠菜炒熟；或用猪肝50克洗净切片，放入沸水中煮至近熟时，放入菠菜，重新煮开后调味。

【功效】补铁，适用于缺铁性贫血。

黄豆芽猪血汤

【原料】黄豆芽、猪血各 250 克，蒜蓉、葱末、姜末适量，植物油、料酒、盐各适量。

【制作】黄豆芽去根洗净；猪血划成小方块，用清水漂净。锅内加植物油烧热，爆香蒜蓉、葱末、姜末，下猪血并烹入料酒，加水煮沸，放入黄豆芽，煮 2 分钟，调味即成。随意服食。

【功效】润肺补血。适用于血虚头晕，缺铁性贫血。

 ## 准妈妈的生活护理方案

·怀孕期间尽量不要自己开车

如今开车的女性越来越多，开车带给女性的不仅是便利和更加舒适的出行环境，可能还有驾驶的自由和快乐，但孕妇是不适宜开车的。由于开车的时候，通常都是持续坐在座位上，骨盆和子宫的血液循环都比较差，对母胎的健康均不利。开车还容易引起紧张、焦虑，不利于胎儿发育，而且如遇紧急刹车，方向盘容易冲撞腹部，引起破水。怀孕期间，准妈妈的反应也会变得比

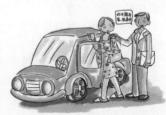

较迟钝，不但无法保证自身安全，也会给别人造成危险，所以，怀孕期间尽量不开车。

胎教知识的了解与应用

·给胎儿起名字 >>>

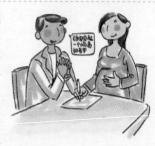

当一个新的生命诞生，年轻的爸爸妈妈甚至宝宝的爷爷奶奶亲戚朋友都会引经据典、反复推敲地为孩子起一个响亮的名字。其实，按照胎教的理论，在孩子出生后再起名字已经晚了。据国外的研究发现，6个月的胎儿听觉器官已经发育成熟，并与神经系统反射建立联系。此时的胎儿不仅有听的能力，而且能对听到的不同声音做出不同的反应。因此，应当在这个时候给腹中的胎儿取一个乳名。父母亲经常呼唤，并且经常与之说话，使腹中的胎儿记住自己的名字。这样父母能更好地和胎儿进行感情交流。更重要的是，当胎儿出生后，再次呼唤其乳名时，孩子能够回忆起这熟悉的名字，有一种安全感。当宝宝的爸爸妈妈对刚出生不久的婴儿呼喊他们曾经熟悉的名字时，婴儿的哭闹明显减少，有时甚至会露出高兴的表情。

妊娠期常见不适和问题

·警惕毒性链球菌A

这种细菌感染后可以导致多种疾病。皮肤上非常细小的抓痕或伤口感染此病菌后，伤口处会出现红肿、疼痛，并迅速播散全身，同时伴有流感样症状。此病感染迅速，很短时间内会染遍全身，出现下列现象时，你应该对这种疾病产生警觉。

（1）高热38.9℃以上：症状比患流感时严重，当你高热不退时，就应立即就医。

（2）伤口红肿：伤口或抓痕出现红肿或疼痛等发炎症状并伴有流感样症状时，你可能感染了此病菌，立即就医。

（3）异常的肢端冰冷：足部、手部、腿部或胳膊出现冰冷和麻木，并有上述症状，应立即就医。

·及时处理小伤口

毒性链球菌A常常感染皮肤上的小伤口或者是抓痕从而导致发病，因此当你受伤时，立即用肥皂和清水冲洗伤口，并用酒精和过氧化氢溶液（双氧水）消毒，这些药物在妊娠期间是安全的，对你的宝宝不会造成任何伤害。在仔细清洗过伤口后，应将二联抗生素软膏涂抹在伤口处。

第 23 周 宝宝的身材越来越匀称

要长牙了

23 周的宝宝身长大约 20 厘米，体重大约 450 克。

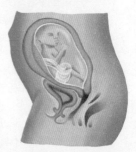

胎儿皮肤很薄而且皱巴巴的，又红红的，几乎没有皮下脂肪，全身覆盖着一层细细的绒毛，样子像个小老头，但身体比例已较为匀称。胎儿的嘴唇、眉毛和眼睫毛已各就各位，清晰可见，视网膜也已形成，具备了微弱的视觉。胎儿的胰腺及激素的分泌也正在稳定的发育过程中。此时在胎儿的牙龈下面，幼小的牙蕾也开始发育了。

圆滚滚的肚子

准妈妈的子宫已经扩展到脐上约 3.8 厘米的位置，耻骨联合上方约 23 厘米。腹部的变化虽然很缓慢，但此时准妈妈的体形已经是圆滚滚的了。

准妈妈的体重在稳定增加

在这个阶段准妈妈的体重稳定增加，每周增重 250 克左右。这时的胎动次数有所增加，并更加明显。

准妈妈的科学饮食策略

·孕妇补钙菜谱

虾片粥

【原料】大米100克，大对虾200克，水600克，花生油、酱油、葱花各15克，料酒、淀粉各10克，盐、白糖各5克，胡椒粉2克。

【制作】①将大米拣去杂物，淘洗干净，放入盆内，加盐拌匀；将大虾去壳并挑出沙肠洗净，切成薄片，盛入碗内，放入淀粉、花生油、料酒、酱油、白糖和少许盐，拌匀上浆。②锅置火上，放入水烧开，倒入大米，再烧开后小火熬煮40～50分钟，至米粒开花，汤汁黏稠时，放入浆好的虾肉片，用大火烧滚即可。食用时用碗盛出，撒上葱花、胡椒面即可。

【功效】对虾含钙丰富，并具有补肾益气，强身健体的作用，孕妇经常食用可补充钙的需求。

准妈妈的生活护理方案

·准妈妈要放弃的5种化妆品

1.染发剂

染发剂不仅会引起皮肤癌，而且还会引起乳腺癌，容易导致胎儿畸形。到目前为止，虽然并没有染发剂给胎儿造成不良影响的报告，但染发剂中的不少种类，常引起皮肤的不良反应。如皮肤出现异位性皮炎，或是接触性荨麻疹，造成头皮发炎、红肿，甚至脱发。因此怀孕期间染发剂以尽量不用为妙。

2.冷烫精

妇女妊娠后，不但头发非常脆弱，而且极易脱落，若是再用化学冷烫精烫发，更会加剧头发脱落。此外，化学冷烫精还会影响孕妇体内胎儿的正常生长发育。因此，孕妇也不宜使用化学冷烫精。

3.唇膏

唇膏是由各种油脂、蜡质、颜料和香料等成分组成。其中油脂通常采用羊毛脂，羊毛脂有较强的吸附性，可将空气中的尘埃、细菌、病毒及一些重金属离子吸附在嘴唇黏膜上，当喝水、吃东西时易将附在口红上的有害物质带进入体内，影响胎儿健康。因此，准妈妈最好不涂唇膏，尤其是不要长期抹唇膏。

4.美白祛斑霜

增白祛斑的产品中多含有汞的成分，因为汞的某些化合物具有增白美容效果。但汞是对人体健康有危害的一种重金属，对皮肤的伤害也大，长期使用含汞化妆品对人体的神经、消化道、泌尿系统等也有严重危害。孕妇尤其不宜使用。

5.指甲油、香水等含酞酸酯的化妆品

指甲油及香水等化妆品往往含有一种名叫酞酸酯的

物质，如果人体长期吸收酞酸酯，容易引起孕妇流产及生出畸形儿，尤其是男胎。因为这种有害物质会危害婴儿腰部以下的器官，引起生殖器畸形，孩子长大后，可能因此罹患不育症或阳痿。这是酞酸酯阻碍雄激素发挥作用而造成的恶果，所以孕期或哺乳期的妇女都应避免使用含有"酞酸酯"的化妆品。

妊娠期常见不适和问题

·鼻子出血要镇静

有些准妈妈妊娠前没有流过鼻血，妊娠后某天却突然流起鼻血。不要惊慌，这是因为妊娠以后在大量的雌激素的作用下，鼻黏膜肿胀，局部血管充血，易于破损出血引起的。准妈妈流鼻血常是鼻子的一侧出血，出血量一般不多，或者仅仅鼻涕中夹杂血丝。发生了鼻出血不要太紧张，因为精神紧张会使血压增高而加剧出血。流鼻血时，很多人习惯把头仰起，误以为血不外流就是不出血，还有的甚至认为血是宝贵的，应当咽下去再吸收，其实这是不正确的做法。

　　流鼻血时，正确的做法应当是：坐下来，保持镇定，全身放松，把出血的部位鼻翼向中隔紧压或塞入一小团干净的棉花或软纸团，然后用手指压着流鼻血的鼻子中部5～10分钟利用鼻翼压迫易出血区。患者头部保持直立位，低头会引起头部充血，头仰起来又会使血液流至咽部。流入口中的血液应尽量吐出，以免咽下刺激胃部引起呕吐。指压期间用冷水袋（或湿毛巾）敷前额及后颈，可促使血管收缩，减少出血。

　　如果经以上处理仍不能止血，应及时到医院诊治。孕妇反复多次发生鼻出血，也应到医院做详细检查，排除局部及全身疾病，以便做有针对性的治疗。

完美准爸爸行动

·经常与妻子交流情感

　　准爸爸要经常了解妻子的心理状态与需求，并尽量予以满足。更重要的是使妻子产生一种安全感，从而使妻子不再为分娩感到担忧；丈夫对妻子的保护，会使妻子"心中有谱"。

第24周 噪声很讨厌

听力完全形成

24周时的胎儿已有600多克。胎儿的听力已经完全形成，他可以分辨准妈妈发出的有些变形的说话声音、心跳的声音和肠胃蠕动时发出的"咕噜咕噜"的声音。一些大的噪声胎儿也能分辨出来，比如吸尘器发出的声音、开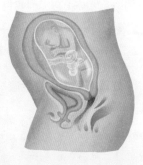

得很大的音响声、邻家装修时的电钻声，这些声音都会使胎儿躁动不安。

除了听力有所发展外，此时胎儿的呼吸系统也正在发育，肺内的细胞开始分泌表面活性物质，这样可以防止肺泡相互粘连，同时也能促进肺泡在分娩时扩张。这时胎儿还在不断吞咽羊水来练习呼吸，使肺部得到进一步的完善。

子宫会压迫到膀胱

本周准妈妈的子宫底位于肚脐上约三横指的位置，宫高约24厘米。增大的子宫经常会压迫到膀胱，导致准妈妈发生尿频。

有些准妈妈分泌少量初乳

本周准妈妈的体重继续增加。乳房明显增大、有肿胀感，有些准妈妈偶尔会分泌少量稀薄的初乳，其他的状况基本和上周相似。

孕期检查

·妊娠糖尿病的高危险群

与罹患妊娠糖尿病相关的因素有：种族、糖尿病家族史、肥胖、过去有不明原因的死胎或新生儿死亡、前胎有巨婴症、羊水过多症及孕妇年龄超过 30 岁等。若具有以上危险因素条件之一的孕妇，更应重视妊娠期间糖尿病的筛检。

·50 克葡萄糖筛查

如果在妊娠 24 周以后，出现多饮、多食、多尿、体重减轻等症状，则应到医院做个糖耐量试验，排除妊娠糖尿病的可能。

随着月份的增长，体内及胎盘分泌一系列的激素，有对抗胰岛素的作用，造成胰岛素功

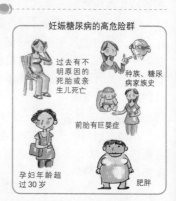

妊娠糖尿病的高危险群

过去有不明原因的死胎或亲生儿死亡

种族、糖尿病家族史

前胎有巨婴症

孕妇年龄超过30岁

肥胖

能的相对不足，所以妊娠期有可能发生糖尿病，影响胎儿的发育，最直接的危害是导致胎儿过大，造成难产。如果以前没有糖尿病，孕期发生糖尿病的概率是3%。

具体方法是：于妊娠24～28周时，经过口服50克的葡萄糖筛查检查及100克口服葡萄糖耐受试验，测出空腹、餐后1小时、2小时及3小时的血糖浓度，若发现其中至少有两项数值高于标准值时（空腹，105毫升/升；餐后1小时，190毫升/升；餐后2小时，165毫升/升；餐后3小时，145毫升/升），则诊断为妊娠糖尿病，若一项数值高于标准值时诊断为糖不耐受。

准妈妈的科学饮食策略

·妊娠糖尿病的饮食原则

妊娠糖尿病的孕妇营养需求与正常孕妇相同，只不过必须更注意热量的摄取、营养素的分配比例及进餐次数的分配。此外，应避免甜食及含油量高的食物的摄取，并增加膳食纤维。建议少食多餐，将每天应摄取的食物分成5～6餐。特别要避免晚餐与隔天早餐的时间相距过长，所以睡前要补充点心。饮食中尽量选择膳食纤维含量较高的非精制主食，可更有利于血糖的控制，如以糙米或五谷饭取代白米饭，选食全谷类面包或馒头等。

妊娠糖尿病孕妇早晨的血糖值较高，因此早餐淀粉类食物的含量必须较少。

最好每天饮用至少两杯牛奶，以获得足够钙质，但千万不可以拿牛奶当水喝，以免血糖过高。烹调用油以植物油为主，减少油炸、油煎、油酥之食物，以及动物的皮、肥肉等。

在可摄取的分量范围内，多摄取高膳食纤维食物，如增加蔬菜的摄取量、吃新鲜水果而少喝果汁等，如此可延缓血糖的升高，控制血糖，也比较有饱足感，但千万不可过量地吃水果。

 准妈妈的生活护理方案

如果孕期恰好在寒冷的冬天，那么，准妈妈应格外小心，注意做好以下几个方面的工作：

1. 严防病毒感染

冬季气温低、室内室外温差变化大、人体的抵抗力降低，容易感染流感、风疹等病毒，这会给胎儿尤其是孕早期胎儿带来不同程度的伤害。因此，孕妇要注意衣着和起居，及时添加衣服、防止受凉感冒。寒冷天气时，尽量减少外出，特别是不要去公共场所，以免感染疾病。

2. 保证营养

冬季绿叶蔬菜比较少，孕妇容易缺乏维生素C，应因地制宜，有计划地多吃些水果和蔬菜。由于冬季人体散热较多，孕妇应多吃些鱼、瘦肉、家禽、蛋类、乳类及豆制品等营养丰富热量高的食品，还可以吃一些红枣、板栗、核桃等干果，以满足母子的身体需要。

3.经常晒太阳

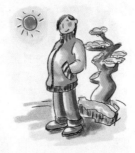

孕妇担负孕育胎儿的重任，比一般人需要更多的钙质以保障胎儿的骨骼发育。冬季天气寒冷，紫外线强度相对减少，加之人们室外活动少，容易缺钙。因此，孕妇在冬季天气好的时候应多晒晒太阳，以利母子健康。

4.注意安全

数九寒天，地冻路滑，加之孕妇身体笨重，重心不稳，容易摔跌，所以孕妇宜穿平底、大跟、防滑的棉鞋，走路要慢，迈步要小，尤其是下雪天外出，更应格外当心。

胎教知识的了解与应用

·观察胎儿的反应

在进行语言胎教时，准妈妈要边说话边体验胎儿的反应。选择相同或不相同的故事，每天讲给宝宝听。大约一个月后，就可以观察宝宝对你讲的故事有无特殊反应。

比如，你讲故事的时候，宝宝是否很安静？是否在讲某些特殊句子时宝宝突然踢肚子？换个故事看看，宝宝的反应会不会起变化？对你和先生的声音，宝宝是否有不同的反应？当然，这并不表示胎儿理解句子的意思，也许只是对不同声调的反应。

还要强调的是，不要过分期待宝宝的反应，更不要因为宝宝没有回应而过度担心、着急。应该相信，每天传给宝宝的声音，必然会一点一滴地加深宝宝对你的印象和对语言的感受性。

妊娠期常见不适和问题

·妊娠糖尿病

许多检查出有妊娠糖尿病的准妈妈们，会感到既担心又沮丧，其实妊娠糖尿病孕妇的饮食与一般孕妇相似，只是需要控制每日及每餐的饮食摄取量、密切观察体重，必要时需依照医师指示做自我血糖监测、尿酮测试。

由于妊娠期间碳水化合物的代谢率增高，加上胎盘分泌的激素大多有对抗胰岛素的作用，使得机体对胰岛素的需求量大大增加，胰岛负担较重，因而，准妈妈很容易得妊娠糖耐量异常或妊娠糖尿病（GDM）。

原本并没有糖尿病的妇女，在怀孕期间发生葡萄糖耐受性异常时，就称为妊娠糖尿病，虽然，妊娠期的糖耐量异常或妊娠糖尿病并不会给准妈妈带来很明显的不适症状，但它们对胎儿及准妈妈的危害却是巨大的。妊娠糖尿病可能引起胎儿先天性畸形、新生儿血糖过低及呼吸窘迫综合征、死胎、羊水过多、早产、孕妇尿路感染、头痛等，不但影响胎儿发育，也危害母亲健康，因此怀孕期间检查是否有糖尿病是很重要的。

患妊娠糖尿病的孕妇有可能在下次怀孕时再发生，如果再次怀孕应及早告知医生并做检验。

完美准爸爸行动

·尽量少出差

孕妇在孕晚期比较容易出现意外状况，所以准爸爸尽量不要在这段时间内去外地出差，多陪伴在妻子身边帮助其缓解紧张情绪，保持放松、愉快的好心情。

如果妻子爱倾诉，那么，你就该做最忠实的听众；如果妻子默默无语，对怀孕或分娩心存诸多疑虑，那么，你应坦言无论发生什么事你都将与妻子同舟共济，并充满信心地为妻子勾画美好的明天。

·拉着她的手去散步

运动对准妈妈很重要，特别是在孕晚期，适当运动不但有助于顺利生产，还可帮助孕妈妈恢复愉悦的心情。准爸爸每天清晨或傍晚最好能陪准妈妈出去散步，拉着她的手在小区里或附近的公园里慢走，在她找回恋爱感觉的同时，不知不觉中又锻炼了身体。"一举两得"，何乐而不为？

第三节

真正的小人儿日渐茁壮
——第三阶段护理方案

第25周 第一次睁开眼睛

视觉、味觉都在完善

此时胎儿体重稳定增加，与上周相比又长了 100 多克，大约已有 570 克了。

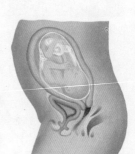

胎儿在妈妈的子宫中已经占据了相当多的空间，开始充满整个子宫。胎宝宝舌头上的味蕾正在形成。

胎儿也许在这周会第一次睁开眼睛，胎儿的视觉已经能区分明亮和昏暗了，如果妈妈用手电筒照自己的肚皮，胎儿就会对光亮做出反应。如果妈妈晒太阳的话，胎儿会把眼睛闭得紧紧的。

另外，胎儿这时候还要练习呼吸，使肺部长得越来越结实。

足球般大的子宫

本周，准妈妈的子宫又变了不少，从侧面看，肚

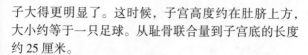

子大得更明显了。这时候，子宫高度约在肚脐上方，大小约等于一只足球。从耻骨联合量到子宫底的长度约 25 厘米。

准妈妈的腹部两侧也在增大

你除了子宫远远高出脐部外，腹部两侧也在增大，医生开始不时地测量你的腰围或侧围。有许多妇女在妊娠时腹部两侧增大明显或者主要是下腹部突出，这将使你看上去与一个腹部向前突出的孕妇不太一样。无须关心这个，这只是孕妇间的差异罢了。

准妈妈的科学饮食策略

·给准妈妈解馋的自制健康零食

油炸食品、腌制食品等早就被因为易导致各种疾病而世界卫生组织列为垃圾食品，普通人都应该少吃或不吃，孕妇就更不能吃了。在怀孕的时候，还有很多健康食品可以替代那些高热量的零食，既可以解馋，也能保证营养，制作起来也很简单，下面就给大家介绍几种：

1.烤土豆蘸纯酸奶

土豆烤熟后，紧挨土豆皮的部分含有丰富的铁；蘸纯酸奶食用，营养又美味。

2.苹果片配奶酪片

不仅是吃水果，而且是摄取纤维素和钙很好的途径。

3.半根香蕉卷进全麦面包

钾加蛋白质的组合，是一份超级营养零食。

4.葡萄西红柿沙拉

甜甜的礼物，是装着维生素 C 的甜蜜小炸弹。

5.杧果片

丰富的维生素 A，有助于胎宝宝的细胞成长组合。

6.面包片夹蔬果

百变蔬果，选择多多，营养多多。

7.南瓜饼

香甜可口，富含维生素及矿物质。

准妈妈的生活护理方案

·妊娠水肿的护理措施

调整工作和日常生活节奏，不能过于紧张和劳累。要保证充足的休息和睡眠时间，中午最好休息 1～2 小时，每晚睡眠保证在 8 小时以上。上班地点没有条件躺下休息的可以在午饭后将腿举高，放在椅子上，采取半坐卧位。

注意均衡的营养，摄取高蛋白、低糖类饮食。体重在整个妊娠期间增重 11 千克左右比较理想。

食物不宜太咸，口味重的孕妇此时要注意多吃清淡食物，保持低盐饮食。但不是完全禁盐，因为妊娠后期体内增加了排钠的激素。

每天做适当的散步，但不宜走路太多（最好不超过

40分钟）或站立太久，因行走和站立时间太长，会加重下肢肿胀。同时防止情绪激动和避免较剧烈或长时间的体力劳动。

出现腿部肿胀酸痛的准妈妈，晚上睡觉前可请丈夫做做腿部按摩以减轻酸痛感。孕妇睡觉的时候，腿脚部稍微抬高一点，有利于消除肿胀。

定期产检，出现严重的肿胀现象就要检查血压和尿液，如发现异常，及时治疗。

此外，某些食物有助于预防和改善下肢水肿，如冬瓜、西瓜、赤小豆、黑豆、玉米须等都有利尿消肿的功效，民间也有一些食疗方对此有辅助疗效，有需要的准妈妈可以选用。

正常的下肢水肿在产后基本消失，准妈妈在做好日常保健的同时也不必过于忧虑。

准妈妈的安全运动计划

1.按摩和压迫

平时按摩和压迫酸痛的腰部可感到舒服。在分娩阵痛时，按摩腰部并配合正确的呼吸有助于分娩。

按摩腹部进行鼓腹深呼吸，吸气时用手向上抚摸，一边吐气一边向下抚摸。

拇指按压腰肌，吐气时用力压，吸气时放松，也可按摩脊背疼痛部位。

2. 伸展运动

站立后，缓慢地蹲下，动作不宜过快，蹲的幅度视孕妇力所能及的程度。

双腿盘坐，上肢交替上举下落。

上肢及腰部向左右侧伸展。

左腿向左侧方伸直，用左手触摸左腿，尽量能伸得更远一些。然后，右腿向右侧方伸直，用右手触摸右腿。

直坐，小腿向腹内同时收拢，双手分别扶在左右膝盖上，然后小腿同时向外伸直。

3. 四肢运动

站立，双臂向两侧平伸与肩平，用整个肢体前后摇晃划圈，大小幅度交替进行。

站立，用一条腿支撑全身，另一条腿尽量抬起（注意：手最好能扶住支撑物，以免跌倒）。如此可反复几次交替腿练习。

4. 骨盆、腹肌运动

半仰卧起坐，平卧屈膝，屈膝平仰，半坐，不完全坐起。这节运动最好视孕妇的体力情况而定。

5. 盆底肌练习

收缩肛门、阴道，再放松。

上述各节运动重复进行，每次以 5～10 分钟为宜。

运动量、频率、幅度自行掌握。

除了做妊娠体操，各方面的运动都不要太激烈，时间也不要持续太久。

妊娠期常见不适和问题

·改善宫内环境，避免低体重出生儿

胎儿出生时体重小于 2500 克称为低体重出生儿。

为了避免新生儿低体重，改善胎儿宫内生存环境和营养便至关重要。

首先，孕妇应停止吸烟及酗酒。其次，加强孕期营养以减少胎儿宫内发育迟缓。

一般人的膳食制度为一日三餐，为了保证孕妇的营养，孕中期以后可在上、下午两餐之间，加一次点心，同时要经常选用富含优质蛋白质的动物性食品，如蛋、奶、鱼肉等。经常食用动物内脏，以保证充足钙、铁、锌的供应。多吃新鲜蔬菜水果，尤其富含维生素的食物，有些地区还应注意碘的补充，多吃海带及海产品。

一般来说，孕中、后期的孕妇每周体重增加低于 0.4 千克时，就需要特别注意膳食的调配和营养的摄入了。

第26周 房子变小了

握紧小拳头

现在宝宝的顶臀长为 23
厘米，体重为 910 克。

随着胎儿体积的不断增
加，子宫里的空间越来越狭
小了。为了支撑不断发育的
身体，宝宝的脊椎越来越坚
固。他（她）10 个手指已经
齐备，能用手抓住小脚丫或
握成拳头。

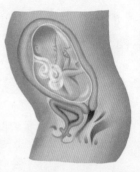

宝宝的肺部仍在继续发育。尽管肺里并没有空气，
但是宝宝会做出呼吸样动作，这会促进肺的成熟，以
便在出生时进行扩张。如果是个男孩，睾丸中能够制
造睾丸激素的细胞正在不断增加。

子宫底远远高于肚脐

到了这周，子宫底在肚脐上 6 厘米处可以触及，
宫高 26 厘米。当子宫、胎盘和胎儿都在生长的同时，
孕妇的身体也变得越来越笨重了。

有更多的不适感

如果准妈妈饮食得当，营养均衡的话，体重可较
妊娠前增加 6.5 ~ 8 千克。随着腹部增大，体态越来

越臃肿，行动也变得笨拙，还会有更多的不适感，如腰背痛、盆腔压迫感、大腿痉挛和头痛等，极少数的孕妇还会偶尔出现心律失常。不过，准妈妈不必担心，这些不适的症状将随妊娠结束而消失。

准妈妈的生活护理方案

·孕妇慎用电吹风

每天清洗秀发后用电吹风整发可能是每个女士上班前装扮的第一步。专业的美发师常说："三分剪，七分吹"，电吹风是秀发造型最基本的工具。但据有关报道，孕妇使用电吹风可导致头痛、头晕和精神不振。另外，电吹风吹出的热风中含有石棉纤维微粒，这些石棉纤维微粒能够通过孕妇呼吸运动而进入血液循环，再经胎盘进入胎儿体内，从而诱发胎儿畸形，故怀孕后不宜使用电吹风。

胎教知识的了解与应用

·习惯训练

瑞典有一位医生叫舒蒂尔曼，他曾对新生儿的睡眠类型进行了实验，结果证明：新生儿的睡眠类型是在怀孕后几个月内由母亲的睡眠所决定的。他把孕妇分为早起型和晚睡型两种类型，然后对这些孕妇进行追踪调查，结果发现，早起型的母亲所生的孩子天生就有同妈妈一样的早起习惯，而晚睡型母亲所生的孩子也同妈妈一样喜欢晚睡。

通过实验我们是否可以得出这样一个结论：胎儿出生几个月内，可能和母亲在某些方面就有着共同的节律了。母亲的习惯将直接影响到胎儿的习惯，如果有些母亲生活无规律、习惯不良，那么从你怀孕起就要从自身做起养成良好的习惯，以便培养出具有良好习惯的孩子。

妊娠期常见不适和问题

·羊水过多

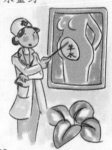

正常足月妊娠时，羊水量约1000毫升，如果羊水量达到或超过2000毫升者，称为羊水过多。羊水量在数天内急剧增加者称为急性羊水过多，占少数。羊水在较长时间内缓慢增加为慢性羊水过多，占多数。

一般羊水量超过3000毫升时孕妇才会出现症状。急性羊水过多，由于羊水增长迅速，子宫骤然增大，可引起腹部胀痛、恶心、呕吐，严重时孕妇不能平卧，呼吸困难、口唇青紫、下肢及外阴部水肿。慢性羊水过多常发生在妊娠后期，由于发病缓慢，子宫渐渐增大，孕妇多能适应，症状较轻。羊水过多常发生早产和胎膜早破。

·羊水过少

羊水量少于300毫升者，称为羊水过少。最少者只有几十毫升甚至几毫升黏稠、混浊、暗绿色液体。羊水过少较为少见，发生率约占分娩数的0.1%。

羊水过少若发生于妊娠早期，胎膜与胎体粘连，会造成胎儿严重畸形，甚至肢体残缺。妊娠中、晚期羊水过少，子宫压力直接作用于胎儿，会引起斜颈、曲背和手足畸形等。在妊娠晚期临产时，由于羊水过少，会发生胎儿宫内窘迫、新生儿窒息等情况。而且，羊水越少，胎儿窘迫、新生儿窒息的发生率和围产儿的死亡率也越高。所以，当妊娠足月时发现羊水过少，应选用剖宫手术终止妊娠。

第27周 偶尔眨眨眼

最后一层视网膜形成

胎儿现在体重已有900 ~ 1000克，全身长度大约已达到38厘米，顶臀高大约为25厘米。

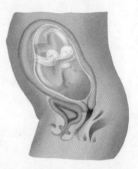

随着最后一层视网膜的形成，胎儿的眼睛发育基本完毕。很多胎儿此时眼睛已可以睁开。这时胎儿的听觉神经系统也已发育完全，同时对外界声音刺激的反应也更为明显。你可以继续为他讲故事或者听音乐，这会让你和胎儿都感到平静和愉快。

这时胎儿的气管和肺部还未发育成熟，但是胎儿的呼吸动作仍在继续，当然是在羊水中呼吸而不是在空气中。

如果是男孩，他的睾丸尚未降下来，女孩则已经可以看到突起的小阴唇。

子宫压迫心脏

本周，子宫底在肚脐上7厘米的位置上，宫高27厘米。由于子宫的升高，占据了腹腔的位置，致使一些脏器位置暂时性上移压迫心脏和呼吸器官。

胀胀的乳房有点痛

随着妊娠月份的增大，母体负荷加重。由于身体日益笨重，身体因重心偏移而易出现不平衡。孕妇的乳房在妊娠期间会发生一些变化，在妊娠早期乳房可能有触痛或酸胀感，这些不适将随着乳房的增大而加剧。

准妈妈的科学饮食策略

·孕晚期推荐食谱一

早餐：小米粥 100 克，鸡蛋 2 个，芝麻酱 20 克。

午餐：馒头 150 克，排骨黄豆汤 100 克，炒卷心菜 200 克。

加餐：挂面 50 克，鸡蛋 2 个，西红柿（或青菜）100 克。

晚餐：粳米饭 125 克，鲫鱼汤 100 克，虾皮烧油菜（虾皮 10 克，油菜 100 克）。

·孕晚期推荐食谱二

早餐：米饭 180 克，海带汤（海带 5 克，大葱 5 克），煎荷包蛋 50 克，卷心菜 30 克，西红柿 40 克，香菜 2 克，腌黄瓜 30 克。

上午 10 时：牛奶 200 克，西瓜 200 克。

中餐：冷面一盘（面条 120 克，蛋 25 克，油 3 克，黄瓜 30 克，火腿肉 30 克，青刀豆 20 克，姜 5 克，香油 3 克，砂糖 5 克）。

下午 3 时：蛋糕 50 克，牛奶 100 克加砂糖 8 克。

晚餐：米饭200克，鱼100克，萝卜50克，炖南瓜140克，泡菜60克，紫菜汤（紫菜1克）。

准妈妈的生活护理方案

·孕妇的衣物要勤洗

孕妇大都出汗多、怕热。出汗后如不及时洗净，容易积存污垢，产生酸腐气味，不仅污染衣物，也污染被褥、床单。这些被汗渍污染的衣物、被褥及床单，适宜微生物生长，易致皮肤感染。故孕妇用的衣物、被褥及床单要经常清洗。

·孕妇衣物防虫蛀不能用萘丸

一般居家衣物防虫蛀喜欢用卫生球，也就是萘丸。萘丸是从石油中提取的化学物质，挥发性强，有良好的防虫蛀作用。但萘丸对人体是有害的，特别是孕妇，据报道有引致胎儿畸形的情况。因此孕妇在衣物防虫蛀时不要使用萘丸，而应采取经常将衣物拿到太阳光下晒一晒以防虫蛀的方法，这种方法还可防潮，一举两得。

胎教知识的了解与应用

·孕妇保持旺盛的求知欲

怀孕后，许多孕妇往往容易发懒，什么也不想干，不愿想。于是有人认为，这是孕妇的特性，随它去好了。

殊不知，这正是胎教学说的一大忌。

胎儿能够感知母亲的思想，如果怀孕的母亲既不思考也不学习，胎儿也会深受感染，变得懒惰起来。显然，这对于胎儿的大脑发育是极为不利的。倘若母亲始终保持着旺盛的求知欲，则可使胎儿不断接受刺激，促进大脑神经和细胞的发育。因此，怀孕的母亲要勤于动脑，勇于探索，在工作上积极进取，在生活中注意观察，把自己看到、听到的事物通过视觉和听觉传递给胎儿。孕妇要拥有浓厚的生活情趣，凡事都要问为什么，不断探索新的问题。总之，孕妇要始终保持强烈的求知欲，充分调动自己的思维，使胎儿受到良好的教育。

妊娠期常见不适和问题

摔跤后有一些症状应引起你的重视，它们可能引起严重的后果，如出血；阴道内流出液体，可能预示破膜；严重的腹痛。摔跤后如仍能感受胎动，可以放下心来，这表示胎儿还是正常的，但应密切注意以上症状。

胎盘破裂是摔跤和受伤后发生的最严重的结果。随着胎盘的破裂，胎盘逐渐从子宫内膜上剥离，就容易导致流产。另一可能的结果是摔伤后造成骨折，令你不能运动。

因此，如果你摔了跤，立即与医生联系，他（她）会为你做详细的体检，并对胎儿进行监测。

完美准爸爸行动

·克制你的欲望，停止性生活

妊娠晚期胎儿生长迅速，子宫增大很明显，对任何外来刺激都非常敏感。随着妊娠日期的递增及子宫逐渐增大，胎膜里的羊水量也日渐增多，张力随之加大。如果这时过性生活，男方的动作较猛或者用力稍大，就可能导致"胎膜早破"。

一旦发生胎膜破裂，羊水就会大量地流出，使胎儿的生活环境发生变化而活动受到限制，子宫壁紧裹于胎体，会导致胎儿宫内缺氧。如果在胎膜破裂之后要求保胎，常常会引起宫腔内感染，使胎儿在未出生之前就饱受各种细菌的袭击。即使胎儿出生后存活，也会由于有严重的感染存在，给婴儿后天的发育及智力带来不良影响甚至危及生命。

胎膜早破的并发症是"脐带脱垂"。在胎膜破裂之后，脐带随着胎膜上破口的扩大而脱于阴道内或者体外。脐带脱垂是围产期胎儿死亡的直接原因。因为此时胎儿与母体之间的血液循环及氧气供应中断，胎儿因缺氧可立即死于宫内。脐带一旦脱出常不易还原。为了争取胎儿存活及减少母体损伤，脐带脱垂后以分娩越早越好为原则。

因此，在孕晚期，夫妻间应尽可能停止性生活，以免发生意外。若一定要有性生活，必须节制并注意体位，还要控制性生活的频率及时间，动作不宜粗暴。在临产前1个月，绝对禁止性生活。

第28周 在梦里吸吮妈妈的奶

把自己的指头当成乳头

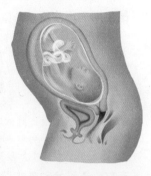

这个月的胎儿体重已有 1100 ~ 1400 克，顶臀高约为 26 厘米，几乎已经快占满整个子宫空间。他的眼睛既能睁开也能闭上。胎儿大脑活动在这时是非常活跃的，大脑皮层表面开始出现一些特有的沟回，脑组织快速增生。

子宫完全在肚脐上方

子宫现在已经到了肚脐的上方。有时候，准妈妈会觉得子宫的生长稍稍减缓，但在夜里，则会觉得子宫长得很快。子宫此时大约是在肚脐以上 8 厘米的位置。如果从耻骨联合量到子宫底部，约 28 厘米。准妈妈的体重也应该增加 8 ~ 11 千克了。

准妈妈快喘不上气来了

急剧膨大的子宫向上挤压内脏，会使准妈妈感到胸口憋闷、呼吸困难。同时，生理性的子宫收缩使腹部胀满或变硬。本月是子宫收缩最多的时期，有的准妈妈在傍晚时会出现足踝部水肿现象。

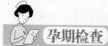

孕期检查

·围生期内产前检查的重要性

围生期在我国是指怀孕满28周（胎儿体重达到或超过1160克）至产后7整天的这段时期。

这段时期对孕妇和胎儿来说是最危险的时期，很多孕妇可能出现某些并发症，威胁着自身及胎儿的安全。如果早期发现，及时治疗，一般可以安全度过这一时期。产前检查是按照胎儿发育和母体生理变化特点制定的，其目的是查看胎儿发育和孕妇健康情况，以便尽早发现问题，及时纠正和治疗，使孕妇和胎儿能顺利地度过围生期。

·产前检查骨盆和乳头

1.关于骨盆测量

决定胎儿能否顺利娩出的因素有三个：子宫收缩的力量，医学上称为产力；胎儿娩出的通道即产道；胎儿的大小和有无畸形。产道包括骨产道和软产道，其中的骨产道就是指骨盆。骨盆的大小及形状与能否顺利分娩密切相关。骨盆测量能够了解骨盆的大小、形态，估计胎儿与骨盆的比例，判断能否自然分娩。因此产前检查时做骨盆测量是必不可少的。

2.关于乳头检查

为了对婴儿进行健康且营养价值高的母乳喂养，孕妇最好要求医师检查是否有扁平乳头或凹陷乳头的情形，以便施行矫正。

准妈妈的科学饮食策略

·准妈妈需要补锌

妇女怀孕以后，对锌的需求量增加。这是因为除胎儿生长发育和孕妇自身需要外，孕妇还要承担另一个艰巨的任务：娩出胎儿。孕妇分娩时，主要靠子宫肌ATP酶的活性，促进子宫收缩使胎儿顺利娩出。缺锌时，子宫收缩乏力，造成产妇无法自行娩出胎儿，只得借助产钳等助产术。严重收缩乏力时，则需剖宫产。

孕妇在整个妊娠期间应定期检查血液中的血锌浓度，并要在孕期多进食一些含锌丰富的食物如牛肉、芝麻、花生豆类等，以利于分娩和保证母婴健康。

准妈妈的生活护理方案

·准妈妈该戴腹带了

在怀孕早期不穿戴腹带并不会产生异常现象，但进入后期，随着腹部增大、身体发生变化，就会感觉腰痛，或者生育过的孕妇腹壁会发生松弛现象，此时腹带便可发挥效用。

腹带的效用如下：预防腹壁松弛和下垂（腹部、子宫向前方下垂）；可改善生育过后的产妇或多产妇因腹肌松弛形成姿势不正所带来的腰痛；固定膨胀的腰部，保持正确的姿势，使孕妇在怀孕中仍然动作轻快，并可预防腰痛及四肢疼痛。

选购腹带时最好注意尺码，以免到了怀孕的后期变得太紧。腹带最少准备两条用于换洗，此外新买的腹带最好洗过再用，所以购买时选择耐洗并可随腹部大小进行调整的腹带较经济实用。

目前市面上出售的种类有束腰式、紧腰衣式、橡皮松紧的缠腹式腹带等，穿戴简单、运用方便、适合各种体形，而且大小腹都可以使用。

胎教知识的了解与应用

·交流式接触 ☞

妊娠第 29 周到产后 28 天，是母子关系最密切的阶段，这种关系可借助肌肤之亲或对话更显亲密。为了使宝宝顺利成长、发育，母子之间的接触是十分必要的，可以使宝宝更爱妈妈、妈妈更疼宝宝，这种相互作用也能决定孩子未来的性格发展。

7 个月的胎儿，已经

能感受到母亲的精神状态并加以反应，所以母亲不必使用语言，也能和胎儿沟通。

一边听音乐，一边做放松练习，能使你和宝宝完全沉浸于安定的状态，进入"无言交流"的境界。当然，胎儿此时对外界的感受性也在不断提升。你跟他说话、唱歌或共舞都非常可行且十分必要。

此外，通过按摩与宝宝沟通、定期实施精神松弛练习、写日记和与丈夫交谈等，都是重要的功课，可别忘了！

妊娠期常见不适和问题

·胎盘早剥

妊娠28周后或分娩期，正常位置的胎盘在胎儿娩出前，部分或全部从子宫壁剥离称为胎盘早剥。重症者的临床表现为突发性剧烈腹痛伴少量阴道流血、子宫板硬、胎心音不清、很快进入休克状态。本病为妊娠晚期的一种严

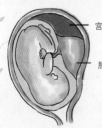

宫内出血

胎盘早剥

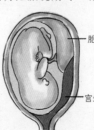

胎盘早剥

宫外出血

重并发症，往往起病急，进展快，如抢救不及时可威胁母儿生命。胎盘早剥的临床表现如下：

大多数孕妇有妊高征、高血压、慢性肾炎或外伤等诱因。

妊娠晚期突然发生剧烈腹痛，伴胎动加快或消失。

阴道流血，轻型以外出血为主，多见于分娩期，症状轻。重型以内出血为主（可引起子宫胎盘卒中），阴道流血少或无，可有血性羊水。

重型者症状与出血量不成比例，患者短期内进入休克状态。

轻型者体征不明显，重型者子宫板硬、压痛明显，子宫大于孕月，胎心音不清或消失。

超声检查可提示有胎盘后血肿，并可作胎盘定位而与前置胎盘鉴别。

完美准爸爸行动

·帮助准妈妈称量体重

从妻子怀孕28周开始，准爸爸可每周都帮助她测量一次体重，一般每周可增加500克。孕妇体重过重或不增加，都是不正常的表现，孕妇应到医院请医生检查。

需要注意的是，在测量体重前，应让准妈妈排空大小便；在计算体重时，还要注意准妈妈的衣服增减对体重的影响。

第 29 周 大脑功能日渐完善

大脑沟回越来越多

这时胎儿体重大约有 1300 多克，顶臀高为 26 ～ 27 厘米，如果加上腿长，身长大约已有 43 厘米了。这时胎儿的皮下脂肪已初步形成，看上去比原来显得胖一些了。手指甲也已很清晰。此时如果有光亮透过子宫壁照射进来，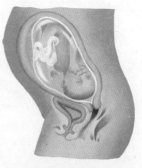胎儿就会睁开眼睛并把头转向光源，这说明胎儿的视觉发育已相当完善。

偶尔会有假宫缩

本周，子宫底增大至肚脐上 7.5 ～ 10.2 厘米的位置上，宫高约 29 厘米。准妈妈的体重较妊娠前增加 7.6 ～ 9.5 千克。29 周以后，有些准妈妈感觉到肚子偶尔会一阵阵地发硬发紧，这是假宫缩，是此阶段的正常现象。

准妈妈要注意休息

进入孕晚期，准妈妈们又开始胡思乱想了，有的妈妈因自己的胎儿现在还是头朝上而担心临产时胎位不正，其实，这时的胎儿可以自己在下，还没有固定下来，大多数胎儿最后都会因头部较重而自然头朝下就位。如果需要纠正的话，产前体检时医生会给予适当指导。

孕期检查

·衣原体感染 >

衣原体是一种常见的性传播疾病（STD）的病原，估计每年有300万~500万人遭受感染。很难判别你是否已经受到衣原体感染，因为衣原体感染几乎没有任何症状。20%~40%性活动频繁的妇女会发生衣原体感染，如果不经治疗，衣原体感染会造成严重后果，而治疗后则可以避免这种情况的发生。衣原体感染是由沙眼衣原体引起的，它可侵入到某些正常细胞内。感染通过性活动传播，包括口交。

妊娠期间，孕妇可在新生儿通过产道时将衣原体传染给婴儿。这些新生儿中患衣原体感染的概率是20%~50%。这能导致新生儿眼部受到感染，不过比较容易治疗，较严重的并发症是肺炎，需要新生儿住院治疗。

·检查衣原体 >

衣原体可通过培养法检查，然而，50%以上的衣原体感染并没有任何症状，症状大多为生殖器有烧灼感或瘙痒，阴道分泌物增加，尿痛或尿急，或盆腔疼痛。男性也可表现出相应症状。

现在采用的新检测方法要比过去的培养法快得多，被称为快速诊断试验，在办公室就可以操作，提供结果非常迅速，当天就能拿到结果。

准妈妈的科学饮食策略

·孕妇忌温热补药

孕妇由于周身的血液循环系统血流量明显增加，心脏负担加重，子宫颈、阴道壁和输卵管等部位的血管也处于扩张、充血状态。加上孕妇内分泌功能旺盛，分泌的醛固醇增加，容易导致水钠潴留而产生水肿、高血压等病症，再者，孕妇由于胃酸分泌量减少，胃肠道功能减弱，会出现食欲缺乏、胃部胀气、便秘等现象。在这种情况下，如果孕妇经常服用温热性的补药、补品，比如人参、鹿茸、鹿胎膏、鹿角胶、桂圆、荔枝等，势必导致阴虚阳亢、气盛阴耗、血热妄行，加剧孕吐、水肿、高血压、便秘等症状，甚至发生流产或死胎等。

准妈妈的生活护理方案

·妊娠晚期不宜久站

妊娠晚期由于胎儿已逐渐发育成熟，子宫逐渐膨大。站立时，腹部向前突出，身体的重心随之前移，为保持身体平衡，孕妇上身会代偿性后仰，使背部肌肉紧张，长时间站立可使背部肌肉负担过重，造成腰背肌疲劳而发生腰背痛，故应避免久站。在站立时应尽量纠正过度代偿姿势，可适当活动腰背部，增加脊柱的柔韧性可减轻腰背痛。

妊娠晚期由于增大的子宫压迫腔内静脉，阻碍下肢静脉的血液回流，常易发生下肢静脉曲张或会阴静脉曲张，若久站久坐，可使身体低垂部位的静脉扩张、血容量增加、血液回流缓慢，造成较多的静脉血潴留于下肢内，致下肢静脉曲张。常表现为下肢酸痛、小腿隐痛、踝、足、背部水肿，行动不便。因此，孕晚期应避免久站。

胎教知识的了解与应用

·准妈妈多读书

人体必需的14种维生素都有促进大脑细胞兴奋、维持人体各组织器官正常的功能。而持之以恒地读书，则使大脑充满活力。

孕妇通过阅读书籍，可以产生敏捷的思维和丰富的联想。医学研究表明，母亲的思维和联想能够产生一种神经递质，这种神经递质经过血液循环进入胎盘而传递给胎儿，然后分布到胎儿的大脑及全身，并且给胎儿脑神经细胞的发育创造一个与母体相似的神经递质环境，使胎儿的神经向着优化方向发展。

妊娠期常见不适和问题

·皮肤过度瘙痒时要去做检查

有些孕妇在妊娠中后期，出现皮肤局部甚至全身瘙痒现象。人们通常把孕妇身上发生的症状当成是特殊的"妊娠反应"，殊不知孕妇皮肤瘙痒可能引起胎儿死亡、孕妇早产、产后出血等不良后果，医学上将这种病症称之为"妊娠期肝内胆汁淤积综合征"。

这种病的主要症状是，孕妇怀孕五六个月或七八个月后身上开始发痒，发痒的部位多在腹部，少数遍及全身。有的仅为轻度瘙痒，有的则奇痒难忍。但做皮肤检查却无任何异常。除瘙痒外，在少数孕妇身上，可检查出肉眼难以发现的轻微黄疸。一旦孕妇分娩后，瘙痒和黄疸现象在一两天内就会完全消失。若再次怀孕，还可能出现同样症状。临床调查也发现，母亲妊娠时有此症状者，女儿怀孕后也可能表现有同样症状，说明其有遗传的可能。据分析，导致黄疸和皮肤瘙痒的原因是，因胎儿压迫胆管，引起胆汁引流不畅，胆盐不能很好地排泄，于是在肝脏淤积、在血中积累从而形成黄疸；血中的胆盐刺激神经末梢，在临床上表现为瘙痒症状。

妊娠期肝内胆汁淤积综合征易造成胎儿宫内缺氧，特别是在临产时缺氧现象较明显，并易导致孕产妇发生早产及产后出血过多。因此，孕妇应当定期去妇产科做检查，特别是在临产期更不可大意，若发现有异常，应加强监护以确保孕妇和胎儿的平安。

完美准爸爸行动

·准爸爸的倾诉与倾听

害怕？担忧？紧张？激动？不管你对即将扮演的父亲角色有什么感受，都可以告诉你的妻子。对你看到的"育儿指南"有什么疑问，都可以问你的妻子。对于你的参与和关注，她一定会非常高兴。然后，仔细倾听她的回答和解释——然后甚至还可以继续问她没有讲明白的问题。这样做是表示你愿意全心投入的最好办法。即便你已经为怀孕的妻子做了很多很多，或者自认为是个合格的准爸爸，随时与妻子沟通和交流依旧是你的头等大事。

你能了解吗？你所做的每一件事情，你为贴近怀孕的妻子所付出的每一分努力有着多么重大的意义——你们共同创造的不仅仅是一个孩子，而是一个崭新的家庭。

第30周 吵得人家睡不着

大脑和神经系统已经相当发达

胎儿现在约重 1500 克，从头到脚长约 44 厘米。胎儿头部还在增大，而且这时大脑和神经系统已发达到了一定程度。几乎大多数胎儿此时对声音都有了反应。

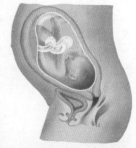

骨髓已经取代了肝脏的造血功能，肌肉和肺部继续发育。胎儿皮下脂肪继续增长，这使宝宝的皮肤不再那么皱巴巴的，身体显得更加圆滚滚的。手指甲和指趾甲还在继续生长。

男孩儿的睾丸这时正在从肾脏附近的腹腔沿腹股沟向阴囊下降；女孩的阴蒂已突现出来，但并未被小阴唇所覆盖，那要等到出生前的最后几周。子宫约在肚脐上方 10 厘米，从耻骨联合量起，子宫底高约 30 厘米，已经上升到胸与脐之间。子宫不断增大使腹壁绷紧，暗紫色的妊娠纹更加明显。

准妈妈快带不动宝宝了

准妈妈这时会感到身体越发沉重，肚子大得看不到脚下，呼吸越来越困难，行动越来越吃力。孕妇一旦发生不规则宫缩应立刻停下来休息，每天最好睡个午觉。

准妈妈的科学饮食策略

·多吃粗粮，营养更好

孕晚期胎儿的营养需求达到了最高峰，你需要摄入大量的蛋白质、维生素C、叶酸、B族维生素、铁质和钙质，每天大约需要200毫克的钙元素以用于胎儿的骨骼发育。这时胎儿的骨骼、肌肉和肺部发育正日趋成熟。孕妇的膳食宜粗细搭配、荤素搭配，不要吃得过精，造成某些营养元素吸收不够。比之于细粮很多粗粮有着意想不到的食疗作用。

准妈妈的生活护理方案

·孕妇沉迷电视影响宝宝气质

母亲在妊娠期和哺乳期长时间看电视，会使宝宝出生后情绪不稳定。

·鲜花成病源，花粉惹的祸

很多人都爱在探望孕妇时送鲜花，却不知可能会给其健康带来不利影响。目前鲜花店所卖鲜花主要有多穗形和少穗形两种。多穗形如红掌、百合、马蹄莲等，由于花穗较长、含有大量花粉，在看望一些有花粉过敏症的孕妇时，如送这些鲜花，花粉被孕妇吸入呼吸道，极易引发过敏性鼻炎、皮肤荨麻疹等过敏反应。另外，如果孕妇在孕期最后3个月里接触花粉，婴儿患哮喘的可能性就会增加。

妊娠期常见不适和问题

·胎位不正

胎位，通俗地说就是指胎儿在子宫内的位置。正常的胎位应该是胎头"俯曲"，枕骨在前、分娩时头部最先伸入骨盆，医学上称之为"头先露"。这种胎位在分娩时一般比较顺利。而至于那些身体其他部位（如臀、脚、腿部甚至手臂）朝下，这种状况就属于胎位不正。

·矫正胎位的方法

在孕期，胎位不正不会对母儿带来不良影响，但它是造成难产的常见因素之一。不过现代医学完全有办法进行处理。下文以最常见的臀位为例来介绍一些产科矫正方法。

1.膝胸卧位操

孕妇排空膀胱，松解腰带，在硬板床上，俯撑，膝着床，臀部高举，大腿和床垂直，胸部要尽量接近床面。每天早晚各1次，每次做15分钟，连续做1周。然后去医院复查。

2.医生为孕妇施行"转向"

如果在孕32～34周时，胎儿仍未转向，医生就要考虑为孕妇实行外转胎位术，让胎儿翻转，使孕妇能顺利分娩。

羊水量适中，胎儿的背部在两侧，产妇体

　　重适中，而且胎儿臀部并未进入骨盆深部等条件下，才适宜施行外转术。进行人工外转胎位时，医生通常会给予孕妇以子宫放松的药物，然后由医生在B超监测下行外转胎位术。

　　值得注意的是，外转胎位术有一定的风险性。操作时，会导致脐带缠绕或胎盘早剥。因此，在科学技术发达、有条件做剖宫产的地区，这个方法并不流行。

完美准爸爸行动

·帮助准妈妈洗脚

　　孕妈妈的肚子会大到看不见自己的脚，这就会使一些需要弯腰去做的事变得难以实施了，比如洗脚和剪脚趾甲。

　　每天准备好一盆热水，帮妻子舒舒服服泡个脚，再帮她擦干，定期修剪脚指甲，既解决了妻子面临的难题，又能让妻子备感欣慰，增强夫妻之间的感情。

·帮助准妈妈穿衣服

　　有些孕妇装，特别是孕妇裙都是在背后有个拉链。行动越来越"笨"的孕妈妈想要自己拉好拉链还是挺吃力的，系鞋带也同样有难度。

　　有眼力的准爸爸这时如能主动上前帮妻子的忙，一定会让她心情愉悦。关键是要主动，别总是等着妻子要求你做时才做。

第31周 外边有个小太阳

眼睛已经开始为出生进行准备

这时胎儿的身长增长减慢而体重迅速增加，现在宝宝大约有 1600 克了。

这周胎儿的眼睛已经开始为出生进行准备了。眼睑常在活跃时张开，而在睡觉时闭上。在白天，他大概已经能够看到子宫里的景象，也能辨别明暗，甚至能跟踪

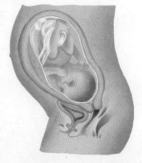

光源。如果你用一个小手电照射腹部，胎儿会转过头来追随这个"小太阳"，甚至可能会伸出小手来触摸。但这并不意味着宝宝一生下来眼睛就可以看清东西，新生儿最远只能看清距离 20 ~ 30 厘米处的人和物。

子宫底又高了一点

这时子宫底已经上升到了横膈膜处，距肚脐 11 厘米，子宫底高度为 31 厘米，胎儿周围大约有 850 毫升羊水。

准妈妈吃得少了

有些准妈妈会出现心悸或呼吸困难的现象。而子宫对胃部的压迫，让准妈妈很容易有饱胀感，每次进

食的量有所减少，但是饿得很快，刚吃完，一会儿又得加餐。

准妈妈的科学饮食策略

·孕妇常吃鱼，胎儿易足月

鱼类是一种重要的动物性食物，营养价值高、味道鲜美、容易消化、营养素也易吸收，对胎儿脑部及神经系统的发育非常有益。

鱼肉组织柔软细嫩，比畜禽肉更易消化。鱼类蛋白质含量丰富，利用率极高，85%～90%为人体需要的各种必需氨基酸，而且比例与合成人体蛋白质的模式也极相似。鱼类脂肪含量不高，但鱼类脂肪不饱和脂肪酸的熔点低，消化吸收率达95%左右。海鱼中不饱和脂肪酸高达80%，有益于胎儿大脑和神经系统的发育。鱼肉中含无机盐稍高于肉类，是钙的良好来源。而且海产鱼类的肝脏中含有丰富的维生素A、维生素B、维生素D。

孕妇吃鱼越多，怀孕足月的可能性越大。出生时的婴儿也会比一般婴儿更健康，更精神。那些经常吃鱼的孕妇出现早产和出生体重较轻婴儿的可能性要远远低于那些平时不吃鱼或很少吃鱼的孕妇。孕妇每周吃一次鱼，就可使从来不吃鱼的孕妇早产的可能性从7.1%降至1.9%。鱼之所以对孕妇有益，是因为它富含某种脂肪酸，这种物质有延长怀孕期、防止早产的功效，也能有效增加婴儿出生时的体重。

准妈妈的生活护理方案

·孕妇需要温柔色调

孕妇对色彩的反应是其生理和心理变化的反应。胎儿长到7个月以后，身体各器官逐步发育完善，胎动也变得更加明显而频繁，往往使母亲对色彩变得更加敏感。例如，当孕妇在注意到一块大面积的黑颜色时，随着她瞳孔的自然放大，她腹内的胎儿会躁动不安，这时孕妇便会心慌、气短并出汗。当孕妇面对明亮、鲜艳的红色或受到强烈的红光照射时，她的血压会迅速升高，脉搏明显加快，产生兴奋、激动等心理反应，胎动也会明显增加。可见，胎儿的活动与母亲的情绪变化、生理反应休戚相关。

淡绿色和淡紫色两种柔和的色调最受孕妇青睐。这是因为这两种颜色是一切色系中最"温柔"的，它们的光波最弱、最平缓，几乎对人的视觉感官没有多大刺激，所以特别符合处于较强生理变化之中的孕妇对特殊色彩的心理需求。

孕妇在以淡绿色和淡紫色布置的房间或灯光下休息，会减轻"反应"带来的不悦，从而感到无比的舒畅，产生一种极特殊的愉悦心情，而且这两种色调氛围能使心烦意乱和因长期失眠而引起神经衰弱的孕妇安然入睡，并减轻她们的生理性头痛和呕吐症状。

胎教知识的了解与应用

·教胎儿数数 ➤

首先要制作一些卡片，即把数字和一些笔画简单、容易记忆的字制成颜色鲜艳的卡片，卡片的底色与卡片上的字分别采用反衬度鲜明的颜色，如黑白、红绿等。训练时，母亲应精力集中、全神贯注，就像教小学生识字一样，一边念，一边用手沿着字的轮廓反复描画，应注意笔顺一定要正确，每天抽出时间定时进行。这样，久而久之，将有助于孩子识字能力的培养。

数学中一定要运用形象思维及色彩组合。例如，2像水中自由游泳的鸭子，3像人的耳朵，5像秤钩，6像倒置的9，9像小蝌蚪等。又例如：11、33、44等两位数可以进行既形象又富有色彩的组合，如分别将左侧用绿色，右侧用蓝色。

为了让胎儿与教学合拍，在教学之前，父母必须先给胎儿一个信号，如抚摸着胎儿说："乖孩子，我们开始上课"。

妊娠期常见不适和问题

·前置胎盘 ➤

孕妇的胎盘在正常情况下应位于子宫底、子宫前后壁或左右壁，若位于子宫下段，遮盖子宫颈内口者，称为前置胎盘。根据宫颈与胎盘的关系分类，前置胎盘有两类：一类是部分性前置胎盘，胎盘仅遮盖子宫颈口的一部分，还有一类是完全性前置胎盘，胎盘全部遮盖于子宫颈口上。

前置胎盘的唯一症状是妊娠8个月后或分娩时，不明原因的无疼痛的阴道反复出血。引起出血的原因是胎盘不在子宫上部，而在子宫下部。到妊娠后期，子宫下段逐步扩张、变薄。临产时，宫口扩张，如胎盘附着于子宫下部，随着子宫下部的伸展，胎盘的一部分剥离，从而引起出血。前置胎盘的主要危险是出血过多，一旦出血过多，就不能继续妊娠，需立即做剖宫产，通常造成胎儿未成熟就娩出。

前置胎盘多发生在生孩子过多、过密和多次做人工流产或子宫内膜有损伤以及患有子宫肌瘤的妇女身上。

前置胎盘的孕妇，临产一般是做剖宫产，如出血量少，也可从阴道产出，如出血严重，则需立即输血。

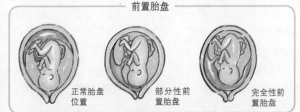

前置胎盘

正常胎盘
位置

部分性前
置胎盘

完全性前
置胎盘

第32周 我踢到了妈妈的胸

宝宝开始玩倒立

胎儿已经 32 周了，他的身体和四肢还在继续长大，最终要长得与头部比例相称。胎儿现在的体重为 2000 克左右，全身的皮下脂肪更加丰富，皱纹越来越少，看起来更像一个婴儿了。

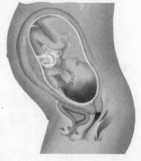

胎儿的各个器官继续发育完善，肺和胃肠功能已接近成熟，具备呼吸能力，能分泌消化液。胎儿喝进的羊水，经膀胱排泄在羊水中。

现在胎儿动的次数比原来少了，动作强度也减弱了。别担心，只要你还能感觉得到胎儿在蠕动，就说明他很好。

作为出生前的准备，宝宝开始玩倒立了，也就是在子宫里出现头朝下的姿势，小脚经常会向上踢到母亲的胸腔。

羊水又少了一些

本周孕妇的子宫底可在肚脐上 12 厘米的地方触及，宫高 32 厘米，羊水量 600 ~ 800 毫升，比上周又少了许多。

准妈妈的内裤总是潮乎乎的

这个月妈妈的体重增加了 1300～1800 克，最后这个时期，你的体重每周增加 500 克也是很正常的，因为现在胎儿生长发育相当快，他正在为出生做最后的冲刺。

这时妈妈会感到很疲劳、休息不好，行动更加不便，食欲因胃部不适也有所下降。排尿次数增多，阴道分泌物增多，感觉内裤总是潮乎乎的。

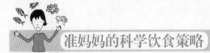

准妈妈的科学饮食策略

·避免体重增长太快，准妈妈合理摄入饮食

胎宝贝长得特别快，体重一般都是在这个时期增加的。如果营养摄入得不合理或过多，就会使胎宝贝长得太大，造成分娩时难产，所以一定要注意合理安排饮食。可选择体积小、营养价值高的食物，如动物性食品；少吃体积大、营养价值低的食物，如土豆；适当限制甜食、油炸食品及肥肉的摄入，油脂也要适量；少吃过咸食物，每天摄盐控制在 7 克以下，不宜大量饮水。由于增大的子宫向上顶着胃，使胃部经常感到胀满，最好采取少食多餐的方式进食，进餐次数每天安排 5 次以上，体重增长控制在每周不超过 500 克。

此时，由于胎儿渐大，挤压肺、胃、心脏，所以会感觉胸口闷热，不想进食，是孕妇又一个痛苦时期，所以在饮食上应采取少吃多餐的形式，食品以优质蛋白、无机盐和维生素为主，特别是钙和维生素 D 的吸收，可以预防佝偻病，但不可过量进食维生素 D。含维生素 D 的食品有动物的肝脏、鱼肝油、禽蛋等。

准妈妈的生活护理方案

·孕期妈妈，不要哭

科学家证实，母亲与胎儿之间传递着一种特殊的信号，母亲精神紧张，其内分泌系统就发生变化，通过脐带进入胎儿体内的激素浓度也随之变化，直接对胎儿产生影响。请所有怀孕的母亲保持愉快的身心！孕期妈妈，不要哭！

·生活起居多加小心

随着身体负担越来越重，你的体力大减，身体容易疲倦。这时，一定要注意充分休息和保持足够的睡眠。只要感到有点累，就要赶紧休息片刻，不要勉强撑着，避免引起高血压，也为越来越临近的分娩储备力量。尽量抑制性生活，避免刺激子宫诱发早产。不要去热闹的场合，以免被传染上感冒或其他疾病，同时注意居家和在外的安全。每天要按时起居，纠正以往的不良生活习惯，不做激烈的运动，特别是以往有流产或早产史的孕妇更应注意，但也不可忘记适度运动，最好的运动是散步。

准妈妈的安全运动计划

·练习胸式呼吸

　　分娩时间较长，所以你往往会精神紧张、休息不好，情绪波动也较大。为了学会放松紧张的情绪，你可以早一些时候开始练习胸式呼吸。当第一产程开始后，就可以通过胸式呼吸稳定情绪、减轻痛苦。

　　练习时，身体仰卧在床上，将双手放在胸前。这时你用鼻子呼吸，深深吸入一口气，吸满气后，再缓缓呼出。宫缩间歇时可暂停，待下次宫缩时再重复进行。

　　当子宫收缩较强时，你还可以做深慢的腹式呼吸。练习时，你可采取半坐位或仰卧在床上，双腿屈膝，两腿尽量分开，双脚的脚跟靠近臀部。这时你可以假定自己宫缩已经开始了，于是深吸一口气，将肚子鼓起来，然后屏住气，像排大便一样，向肛门方向用力，用力后慢慢呼气。用力时，用下巴颏抵住胸口，后背紧贴床上（在分娩时，双手可拉紧产床两侧的把手，更便于用力）。

　　上述动作可于妊娠32周后开始进行练习，要持之以恒，每日练习1～2次，每次练习5～10分钟。这样到了分娩时就可以熟练掌握，应用自若了。

应当注意的是，要坚持练习。重要的是掌握要领，熟悉做法，不需真正用力。每日练习1～2次，每次3～5分钟。有先兆早产或胎膜早破者不应练习；确诊骨盆狭窄或胎位不正者需要剖官产者，也不必练习。

胎教知识的了解与应用

·为优良性格打好基础 ❯

母亲的子宫是胎儿接触的第一个环境，小生命在这个环境里的感受将直接影响到胎儿性格的形成和发展。如果环境中充满和谐、温暖、慈爱的气氛，那么胎儿幼小的心灵将受到同化，意识到等待自己的那个世界是美好的，进而逐步形成了热爱生活、果断自信、活泼外向等优良性格的基础。反之，倘若夫妻生活不和谐，不美满，甚至充满了敌意和怨恨，或者是母亲不欢迎这个孩子，从心理上排斥、厌烦，那么胎儿就会痛苦地体验到周围这种冷漠、仇视的氛围，随之形成孤寂、自卑、多疑、怯弱、内向等性格基础。显然，这对胎儿的未来会产生不利影响。

因此，准父母应把握这一特点，为孩子一生的幸福着想，尽力为腹内的小生命创造一个温暖、慈爱、优美的生活环境，使胎儿拥有健康美好的精神世界，为其良好性格的形成打好基础。

妊娠期常见不适和问题

·外阴炎

外阴炎是常见的女性生殖炎症之一，多由于阴道炎或宫颈炎引起阴道分泌物增多，或月经垫、尿瘘患者的尿液刺激外阴皮肤、外用药物过敏所致。临床表现为外阴部皮肤瘙痒难受、烧灼疼痛、局部充血、肿胀，于性交、排尿、活动时症状加重，甚至出现疱疹或成片的湿疹。长期慢性炎症，可使皮肤增厚甚至龟裂，严重者发生溃疡、化脓、腹股沟淋巴结肿大并有压痛。

到了怀孕后期孕妇的白带会越来越多，这是体内雌激素逐渐增多，促使子宫颈、子宫内膜的腺体分泌所致。如果护理不当，可能会引起外阴炎和阴道炎，导致胎宝贝在出生经过阴道时被感染。因此，你一定要注意外阴的卫生护理。每天用温开水清洗外阴2次，为了避免交叉感染必须使用自己的专用浴巾和水盆；天天更换内裤，洗净后在日光下晾晒消毒；每次排便后用硼酸脱脂棉块由前向后擦拭；外阴瘙痒时避免使用碱性大的洗护品。一旦白带增多，同时伴有颜色、气味及性状改变，应及时去看医生。

完美准爸爸行动

·重新布置家居

妊娠晚期是重新布置家居的好时机，准爸爸应将房间收拾得干干净净、整整齐齐，为宝宝提供舒适安全的家庭环境，给母子预留的房间，应具有良好的采光和通风条件。

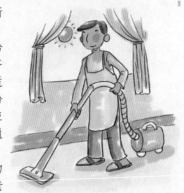

锁起所有的药物和有毒物品，发现老鼠、蟑螂、蚂蚁的痕迹，应一并消灭。

产后的妻子需要一个干净无菌的环境，所以要将床上用品拆洗干净，并用阳光暴晒，产褥期里要穿的衣服，也应彻底清洗，晒干备用。

第33周 粉红色的小宝宝

调节体温的系统开始运行

现在胎儿体重大约已有 2000 克了，身长约为 48 厘米。

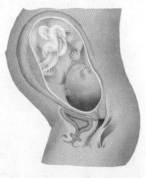

胎儿的皮肤由红色变成了粉红色，脂肪继续堆积，调节体温的系统开始运行。指甲已长到指尖，但一般不会超过指尖。宝宝的肺部也已经能够有节奏地做呼吸样动作。

由于大脑的迅速发育，宝宝的头围已经接近了身体的正常比例。有的胎儿头部已开始降入骨盆。有些胎儿已长出了一头浓密的胎发，也有的头发稀少。

如果是个男孩，他的睾丸很可能已经从腹腔降入了阴囊，但是也有的胎儿的一个或两个睾丸在出生后当天才降入阴囊。如果是个女孩，她的大阴唇已明显隆起，左右紧贴，这说明胎儿的生殖器官发育已近成熟。

子宫挤压下的心律不齐

本周子宫底在肚脐上约13厘米处，宫高约33厘米。子宫向上挤压心脏和胃，引起心律不齐、气喘，或者感觉胃胀，没有食欲。

骨盆和耻骨联合处酸痛

准妈妈现在会感到尿意频繁，还会感到骨盆和耻骨联合处酸痛不适，不规则宫缩的次数增多，这些都标志着胎位在逐渐下降。沉重的腹部使你更加懒于行动，更易疲惫，但还是要适当活动。

准妈妈的科学饮食策略

·荤素搭配，营养全面

这一时期由于消化系统受到压迫，易便秘、不易消化、胃口也不好，所以应少食多餐，并多吃粗纤维食品、海藻类食品，但也要注意荤素的荤素搭配搭配，让营养成分摄入更均匀；在保证全面营养的同时，仍要限制钠的摄入，增加铁及维生素 D 的摄入，为分娩做好准备。

准妈妈的生活护理方案

·调整 6 种姿势，保护胎儿

1.站立

双肩下垂，肩部放松，臀部收起，伸长脖子抬起头，仿佛整个身体的中心从头顶拉向天花板；不要绷紧双膝，要让你的体重均衡地分布于整个脚掌。

2.行走

为保持平衡的姿势，应随时穿低跟鞋或平底鞋。行走时双脚要平行，不要朝外，身体尽量不要前倾或后仰。

3.坐姿

良好的坐势会舒缓背部肌肉不必要的紧张，特别是在妊娠的最后3个月，背痛是孕妇常见的毛病。当你的腹部变大时，你可能会向后仰或向前倾来调整重心，而这样做会造成脊柱周围的肌肉紧张，而引起背痛。妊娠期间激素的分泌会引起韧带变软而伸展，背部很容易扭伤。不论是坐在椅子上还是地板上，随时要保持背部平直。坐在椅子上时，要紧贴靠背，椅背可以支撑你的腰背部。如果椅子不能提供舒适的支撑，可以放一个小靠垫或者毛巾卷在你的腰背部，双腿不要交叉，以免妨碍血液循环。

4.起床

从躺卧位置经过一连串动作慢慢起床，首先是将身体翻向一侧，然后用肘支撑上半身的重量，再靠双手支撑坐起，伸直背部，最后慢慢将双脚落地站立起来。

5.抬重物

蹲下并保持背部平直，用腿部的力量来抬起重物，绝不能直接弯腰提重物。

6.躺下

要先从坐姿慢慢躺下，坐定后先慢慢将双腿挪到床上，使双腿与髋部处于平行位置，然后用肘支撑上半身的重量轻轻躺下，再用双手将自己转向躺卧位置。

胎教知识的了解与应用

·记忆训练

到本周，胎儿的脑神经已经发达起来，胎儿具有思维、感觉和记忆能力，正是这种迅速增大的记忆储存开始引导胎儿行为的发展，而且这种记忆正在无意识地对人们的一生产生巨大影响。

当胎儿听力发育较完善，已能听到周围的声音时，必须抓住这个时期进行胎教，多对胎儿进行固定的、反复性的刺激，产生固定的条件反射，可读一些诗歌、散文等文学作品，也可重复演奏一些悦耳的曲子，这样做对胎儿出生后的成长能起到很大的促进作用。

妊娠期常见不适和问题

·脐带绕颈

脐带是联系胎儿与母体的纽带，一旦脐带血流中断，胎儿立即有生命危险。

脐带围绕胎儿身体为脐带缠绕，以绕颈最常见，占分娩总数的20%～25%。脐带过长，加上胎动过频，是造成脐带绕颈的主要原因。多数绕一圈，少数绕颈2圈，3圈以上的很少见。

脐带富有弹性，其血管的长度超过脐带的长度，故血管呈螺旋状盘曲，有很大的伸展性。

脐带绕颈后，只要不过分拉扯脐带，不至于影响脐带的血流，故大多数胎儿不表现任何异常。

近年来，使用脐血流图、彩色多普勒超声或 B 超，可在孕期做出脐带绕颈、绕身的诊断。对胎儿来说，脐带绕颈的主要危害表现在分娩过程中。如果脐带绕颈不紧，而且除脐带绕颈之外还有足够长度的脐带游离，则不影响胎儿；若绕颈圈数多且紧，脐带相对过短，则可引起胎头难以下降，第二产程延长，胎儿缺氧，个别严重者还可引起胎盘早期剥离，危及母子安全。妊娠晚期及临产时，可以通过胎儿电子监护来判断对胎儿影响的程度，为产科医生提供处理依据。发现胎儿脐带绕颈要引起重视，密切观察产程，如产程不顺利伴胎心不正常，以进行剖宫产为好；如果产程顺利，胎心也正常，也可以阴道分娩，但应加速娩出，及时松解绕颈的脐带，必要时手术助产。

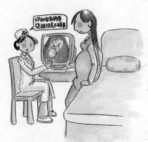

第34周 有个结实的好身体

头骨还很软

此时的胎儿体重大约为2300克，顶臀高约为30厘米。胎儿头部应该已经进入骨盆。这个时期医生会格外关注胎儿的位置，胎位是否正常直接关系到能否正常分娩。

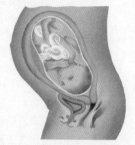

胎儿的头骨现在还很柔软，而且每块头骨之间还留有空间，这是为了在分娩时使胎儿的头部能够顺利挤出狭窄的产道。但是现在身体其他部位的骨骼已经变得结实起来，指甲也变坚硬了。

为抵御感染，宝宝的免疫系统正在迅速发育。

子宫降至横膈膜以下

在胎儿的头部开始下降，进入骨盆，到达子宫颈后，子宫高度会因胎儿头部下降至母体骨盆腔预备出生而降至横膈膜以下。子宫底在肚脐上约14厘米的位置，宫高34厘米。

准妈妈的呼吸顺畅多了

如果你是初产妇，那么这时胎儿的头部大多已降入骨盆，紧压在你的子宫颈口。这是在为即将到来的分娩做准备，你会觉得呼吸和进食舒畅多了。也许这时你的腿脚肿得更厉害了，这时也不要限制水分的摄入量，因为母体和胎儿都需要大量的水分。如果你发现自己的手或脸突然肿起来，那就一定要去看医生了。

准妈妈的科学饮食策略

·孕妇为什么不宜偏食 ▶▶

孕妇如果偏食，营养摄入单调，使体内长期缺乏某些营养物质或微量元素就会造成孕妇营养不良，使妊娠并发症增加，如贫血或骨质软化症等。同时母体不能为胎儿生长发育提供所需要的营养物质，以至于造成流产、早产、死胎或胎儿宫内发育不良等。或出生后由于胎儿瘦小，先天不足，以致多病造成喂养困难。另外，胎儿期如果缺乏营养，会造成脑组织发育不良，致使出生后智力低下，成为所说的低能儿。

有一部分人因某种生活习惯而全吃素食，这些食品虽含有丰富的维生素及矿物质，但蛋白质与脂肪的含量远不及动物蛋白质含量高，并且缺少一种被称为牛磺酸的营养成分。缺乏牛磺酸的新生儿可能会患有严重的视网膜退化症，个别的甚至可能失明。可见牛磺酸对儿童视力有着不可忽视的作用。

全素食者应注意素食搭配合理，多食用些奶类、蛋类、豆类、植物壳、坚果、海藻、蔬菜、水果等含蛋白质、脂肪、矿物质和维生素丰富的食物，并在医生指导下做到体内缺乏的营养恰当地从化学合成剂中补充。但如果因妊娠后胃口不好或某种习惯形成的素食者，应尽量利用烹调多样化的方式，丰富自己的饮食，以保证妊娠期间母体与胎儿充足的营养供应，同时也可使产后乳汁分泌充足、身体健康，更能使你的宝宝发育良好，出生后健康成长。

准妈妈的生活护理方案

·孕妇忌长时间紫外线照射

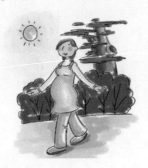

虽然不是夏天，阳光并不强烈，但紫外线的长时间照射，依然会对肌肤造成伤害。防日晒在冬天也是必修课。另外，怀孕期间皮肤黑色素本来就比较集中，应尽量避免长时间暴露在紫外线下。以下几项是冬季避免紫外线照射的小技巧：

避免使用任何含有香精或酒精成分的保养品，因为，这不但容易对你敏感的肌肤造成刺激，也会增加对紫外线的敏感性。

分娩后几个月继续保护面部免受紫外线的照射，因为皮肤在分娩后约3个月仍对阳光过度敏感。

·细心呵护敏感的皮肤

清水沐浴是最安全可靠的，它不会引起肌肤的任何不良反应，但过多的沐浴会刺激你的肌肤。因为怀孕，你的肌肤变得更加娇嫩，因此洗澡时应特别注意。你可以选用刺激性小的沐浴液，或者干脆用婴儿沐浴液或沐浴露。

使用保湿乳液敷脸时，建议你以小面积画圆的方式，比平常多按摩面部肌肤几次。另外，尽量避免使用油性的乳液、磨砂膏或者含有香精或酒精成分的清洁液来洁净脸部，因为这些清洁用品，会或多或少地刺激到因为怀孕而格外敏感的肌肤。如果要清洗物品，尽量避免直接让手接触清洁剂，注意保护手部皮肤。

妊娠期常见不适和问题

·准妈妈预防早产之必读

预防早产，应在孕前就与医生密切配合，找出导致早产的危险因素；孕期定期进行产前检查，评估是否有早产倾向，以便尽早发现问题，采取应对措施。

治疗生殖道感染

孕妇患有生殖道感染疾病时，应该及时请医生诊治。

避免劳累和外来刺激

孕晚期最好不要长途旅行，避免路途颠簸

劳累；不要到人多拥挤的地方去，以免碰到腹部；走路，特别是上、下台阶时，一定要注意一步一步地走稳；在孕晚期，须禁止性生活。

保持良好生活状态

孕妇要保持心境平和，消除紧张情绪，避免不良的精神刺激；要摄取合理、充分的营养，孕晚期应多卧床休息，并采取左侧卧位，减少宫腔内向宫颈口的压力。

关注自己的健康

如果孕妇患有心脏病、肾病、糖尿病、高血压等并发症，应积极配合医生治疗；有妊娠高血压综合征、双胞胎或多胎妊娠、前置胎盘、羊水过多症等情况的孕妇，一定要遵医嘱积极做好自己孕期的保健工作，及时发现异常，并尽早就医。

认识早产的征兆

如有未满孕周"见红"并伴有规律宫缩、持续性下腹痛、下肢酸痛、阴道有温水样的东西流出等异常情况出现，应及时与医生取得联系，尽早去医院接受检查。

完美准爸爸行动

·帮助准妈妈翻个身 ⟫

对于孕晚期的准妈妈来说，睡觉可不是件舒服的事。

翻身变得越来越有难度，要么是身子先过去，再把肚子挪过去；要么是肚子先过去，身子再跟过去；甚至干脆翻不过去。这时，身边再有个只顾自己呼呼大睡、对妻子的困难一无所知的准爸爸，那份心情可想而知。所以，

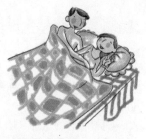

这一时期的准爸爸就要牺牲一点自己的睡眠了，警醒一些，多留意身边的妻子，适时帮她翻个身，别让她今后提起这件事就有的说。

·储备"军粮"

由于生产后体能消耗及哺乳需要，妻子的营养需求将大大提高。如果不在"战斗"前事先做好储备，纵然是巧"父"也难为无米之炊。如果家里有充分的空间，可以购买、贮存尽可能多的必需品，如小米、大米、红枣、挂面、面粉、鲜鸡蛋、食用油、虾皮、黄瓜、木耳、花生米、芝麻、黑米、海带、核桃等能储存较久且营养丰富的食品。

第35周 我是个胖娃娃

肺部发育完成

现在的胎儿一般已有2500克重了，身长达到了50厘米左右。

随着脂肪的增加，胎儿越长越胖，这将有助于他出生后维持体温。但是胎儿大了，子宫内的空间就小了，很难再四处移动。

胎儿的中枢神经系统基本发育成熟，因此他比过去更易惊醒。同时，胎儿的消化系统发育日趋完善。

绝大多数的胎儿如果在此时出生都能够成活，而且大多也不会发生什么大的问题，因为现在他的肺部的发育已基本完成，出生后即能自主呼吸，因此存活的可能性为99%。

子宫的变化

从肚脐量起，子宫底高度约15厘米，从耻骨联合量起约35厘米。到本周，准妈妈的体重增加了11～13千克。

准妈妈感觉肚子在下坠

此时还应坚持计数胎动，胎动每 12 小时在 30 次左右为正常，如果胎动过少则应及时上医院就诊。由于胎儿增大，并且逐渐下降，相当多的孕妇此时会觉得肚子有坠胀感，腰酸，骨盆后部附近的肌肉和韧带变得麻木，甚至有一种牵拉式的疼痛，使行动变得更为艰难。

准妈妈的科学饮食策略

·摄入有色果蔬，不缺 β-胡萝卜素

β-胡萝卜素在体内可转化为维生素 A，维生素 A 是可协助骨骼牙齿形成、维持皮肤及黏膜细胞健全、视觉正常的重要物质，而 β-胡萝卜素可帮助细胞、皮肤与黏膜组织正常生长、促进骨骼发育、保护孕妈妈本身和胎儿的细胞组织健全。缺乏维生素 A 的胎儿可能会影响心智发育，而且患病率与死亡率会提高。

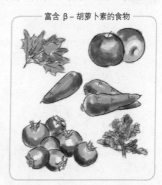

富含 β-胡萝卜素的食物

摄取 β-胡萝卜素不会发生像维生素 A 摄取过量的毒性问题，身

体只会在需要时才将其转化为维生素A。如果身体吃了过多的β-胡萝卜素，皮肤会呈现橘黄色的反应。每天约摄取6毫克的β-胡萝卜素，就能产生足够身体使用的维生素A。

β-胡萝卜素的食物来源主要有：橘色或红、黄色蔬果，绿叶蔬菜，强化营养的食品。其中，橘、黄、红色蔬菜及绿叶蔬菜富含β-胡萝卜素。

人体对饮食中的β-胡萝卜素吸收率为40%～60%，因此建议准妈妈每天至少吃3份蔬菜及2份水果，其中应有1份绿色蔬菜及1份橘色水果。需要注意的是β-胡萝卜素不易被热破坏，加热烹煮后反而更容易被吸收。

准妈妈的生活护理方案

·3种水绝不能喝

1.反复煮开的开水不能喝

例如大锅炉里的开水，蒸饭或者蒸肉后的"压锅水"。因为水在反复沸腾后，水中的亚硝酸银、亚硝酸根离子以及砷等有害物质的浓度相对增加。喝了久沸的开水以后，会导致血液中的低铁血红蛋白结合成不能携带氧的高铁血红蛋白，从而引起血液中毒。

2.切忌喝没有烧开的自来水

因为自来水中的氯与水中残留的有机物相互作用，

会产生一种叫"三羟基"的致癌物质。孕妇也不能喝在热水瓶中贮存超过 24 小时的开水，因为随着瓶内水温的逐渐下降，水中含氯的有机物会不断地被分解成为有害的亚硝酸盐，对孕妇身体的内环境极为不利。

3. 不要喝保温杯沏的茶水

因为茶水中含有大量的鞣酸、茶碱、芳香油和多种维生素等。如果将茶叶浸泡在保温杯的水中，多种维生素被大量破坏而营养降低，茶水苦涩，有害物质增多，饮用后会引起消化系统及神经系统的紊乱。绝对不能喝被工业生产中的废水、废气、废渣等污染物污染过的水，这样的水即使经过高温煮沸，水中的有毒化学物质仍然存在。

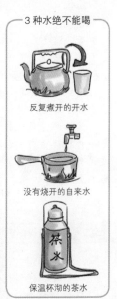

3 种水绝不能喝

反复煮开的开水

没有烧开的自来水

保温杯沏的茶水

胎教知识的了解与应用

·呼唤训练 ➤

根据胎儿具有辨别各种声音并能做出相应反应的能力，父母就应该抓住这一时机经常对胎儿进行呼唤训练，也可以说是"对话"。孩子一出生就会马上识别出父母的声音，这不但对年轻父母是一个激动人心的时刻，对你的孩子来说，刚来到这个完全陌生的世界时，就能听到一个他所熟悉的声音，对他来说是莫大的安慰和快乐，同时消除了由于环境的突然改变而带给他（她）心理上的紧张与不安。

父母通过声音和动作与腹中的胎儿进行呼唤训练，是一种积极有益的胎教手段。在对话过程中，胎儿能够通过听觉和触觉感受到来自父母亲切的呼唤，增进彼此感情上的联系，这对胎儿的身心发展是很有益的。

妊娠期常见不适和问题

·头位未必就会顺产

在妇产科门诊经常有这样的孕妇，她们来医院做检查只是做B超了解胎位，一旦发现是头位，孕妇就认为万事大吉，以为分娩会比较顺利。有的孕妇甚至因此选择到无照的个体接生处接生以节约费用。

不过专家提醒准妈妈们，头位未必就会顺产。专家指出，在临床上，头位难产占难产总数的绝大多数。要知道，与分娩有关的因素包括产力、产道、胎儿、精神因素四大方面，任何一方面出现异常都可能造成难产。而胎位只是难产因素中的一个方面，而且头位也存在持续性枕后位、持续性枕横位、前后不均倾位、高直前位、高直后位等异常胎位，均可能造成难产。因此专家提醒孕妇千万不要把 B 超检测记录下的胎位当作判断难产、顺产的唯一标准，以免造成终身遗憾。

完美准爸爸行动

·把爱妻搀起来

准妈妈的肚子越来越大，重心也越来越不稳，在下楼梯的时候极有可能踩空；由于子宫的增大，有可能压迫到坐骨神经，坐起来对于孕妈妈来说有时会变得非常困难，尤其是在久坐的情况下。准爸爸有力的臂膀是妻子此时最大的帮助，随时随地搀她一把，让她因为有你而感觉到安全舒适。

第36周 让妈妈看看我的小脚丫

肝脏能够处理代谢物

36 周的胎儿大约已有 2800 克重，身长为 46 ~ 50 厘米。

子宫内的空间更加狭小，胎儿的移动更加困难，但推手、踢腿的动作却更加有劲了。这时每当胎儿在你腹中活动时，他的手肘、小脚丫和头部可能会清楚地在你的腹部突现出来，此时的子宫壁和腹壁已变得很薄了，因此会有更多的光亮透射进子宫，这会使胎儿逐步建立起自己每日规律的活动周期。

这周胎儿的指甲已经完全覆盖了指尖。两个肾脏已发育完全，他（她）的肝脏也已能够处理一些代谢废物。宝宝的脸蛋儿圆润饱满，如果他出生时身上带有胎记，那么这种标志现在已完全形成了。

子宫的变化

现在子宫内的羊水比例减少，胎儿所占的体积增加，现在的胎儿已是当初胎芽体积的 1000 倍。而母体体重的增长也已达到最高峰，已增重 11~13 千克。准妈妈会发现自己的肚脐已变得又大又突出。

多数准妈妈会有乳汁排出

多数准妈妈的乳腺此时会有乳汁排出，应轻轻用软布或棉花以清水擦拭保持清洁。有些准妈妈此时会出现反胃、胸口闷的感觉。这时妈妈肚子已相当沉重，上下楼梯和洗澡时一定要注意安全，防止滑倒。

孕期检查

现在你需要每周做一次产前检查了。你会发现胎儿动得少了，此时应该请教医生，如何正确监测胎心和胎动。医生已经可以通过触诊或B超来估计出胎儿的体重，但这并不是最后结果，最后4周内胎儿体重可能还会增加不少。

准妈妈的科学饮食策略

·妊娠水肿食疗方

赤小豆粥

【原料】赤小豆、粳米各100克，白糖100克，水适量。

【制作】①将赤小豆拣去杂质，淘洗干净，用清水浸泡过夜后捞出，待用。②把粳米淘洗干净，直接放入刷洗干净的煮锅内，加入赤小豆，清水适量，先用大火煮沸，再用文火煮至豆、米熟透，以白糖调味，稍煮片刻，即可进食。

【功效】利水消肿，健脾养肝，益气固肾。适用于孕妇妊娠水肿、脚踝水肿、肾炎水肿等症。健康人常食能减肥，也可以用于治疗肥胖症。

准妈妈的生活护理方案

·过度大笑可能诱发流产和早产

　　孕妇孕期情绪不好不利于胎儿的生长发育，容易生出畸形儿。因此，人们总是告诫孕妇保持乐观心态，最好多笑。但并不是说，无限度地开怀大笑就对孕妇大有益处。

　　产科专家指出，孕妇尽情大笑其实也是不妥的。大笑时容易使腹部猛然抽搐，刺激子宫发生收缩。如果在怀孕早期容易导致流产，如果在怀孕晚期容易导致早产，所以孕妇随意大笑也并不是一个好习惯。

胎教知识的了解与应用

·光照胎教

　　科研结果表明：在孕35周以前，胎儿对光刺激毫无反应，从孕36周开始出现反应，可见到胎儿的眼睑、眼球运动，头部回转而做躲避样运动，孕37周以后逐渐明显。研究还表明：光照胎教不仅可以促进胎儿对光线的灵敏反应及视觉功能的健康发育，而且有益于出生后动作行为的发育成长。

　　光照胎教就是指从孕36周开始，当胎儿醒来（胎动时）时，用手电筒的微光一闪一灭地照射孕妇腹部，以训练胎儿昼夜节律，即夜间睡眠、白天觉醒，从而促进胎儿视觉功能的健康发育。

光照运动可以与数胎动和语言胎教的常识课结合进行，即孕妇每天看完电视中的新闻联播及天气预报之后，用手电筒的微光一闪一灭地照射孕妇腹部3次，同时告诉胎儿："小宝贝，妈妈每天夜间为你数胎动的时间，是你出生后学习知识的晚自习时间。"每天早晨起床前，同样用手电筒的微光一闪一灭地照射3次，同时告诉胎儿："好孩子，从小就要养成早起床的好习惯。"

值得注意的是，光照胎教切忌用强光照射，而且时间不宜过长。

妊娠期常见不适和问题

·防治难产的4项法则 ▶

如何避免难产？难产能预防吗？有些情况造成的难产是可以预防的。

（1）控制好胎儿因素：发现并控制妊娠糖尿病，良好的血糖控制可以降低产生巨婴、发生难产的概率。

（2）做好超声波检查：可以发现胎儿异常，

如胎位异常及胎儿过重的情况，以便采取适当的对策。

（3）控制好产道因素：怀孕之前适当运动及控制体重，做好完善的产前检查以发现骨盆腔肿瘤及产道肿瘤。

（4）适当给予子宫收缩剂：当子宫收缩强度不够，可在胎儿安全前提之下使用子宫收缩剂，以使子宫收缩达到足够的强度，当然要先装上胎儿监视器来观看胎儿的情况。

生产本身有许多事是难以事前都知道的，不管医学发展再怎么进步，还是没有一种检查可以确切地指出产妇是否一定可以顺产，但只要做好妥善的产前检查与及时的处理，难产并不可怕。

完美准爸爸行动

·不和准妈妈谈论宝宝的性别 🍃 ┈┈┈┈┈┈┈┈

不管是真的特别在意胎宝贝的性别，还是只是出于好奇，准爸爸都不应该经常和妻子谈论这方面的话题。如果准妈妈知道丈夫特别希望自己肚子里的宝贝是王子或者公主时，肯定会产生无形的压力。有时，妻子主动试探丈夫："你希望咱们的宝贝是男孩还是女孩呀？""模范"准爸爸的回答应该是："只要是个健康的宝贝就好。"

第三章

女人最光辉的时刻
——分娩

　　现在该向你表示祝贺，因为你已进入怀孕的最后阶段，这意味着，你的宝宝随时可能降临人间，你们母子很快就要见面了！

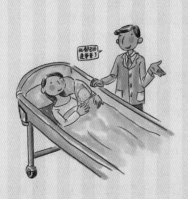

第37周 蠕动着告诉妈妈：我很好

部分胎毛已经褪去

现在胎儿重量大约 3000 克，身长 51 厘米左右。

实际上，到本周为止，胎儿之间的差别还是比较大的，有的胖一些，有的瘦一些，但一般只要胎儿体重超过 2500 克就算正常。此时宝宝的体重和身高还是会继续有所增加，大脑仍在发育。

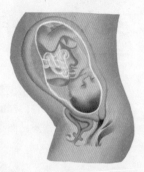

胎儿已经无法像过去一样伸展四肢，但依然经常蠕动身体。除了脑袋上又浓又乱的头发，胎儿的大部分胎毛都已经褪去。

子宫的变化

本周，准妈妈的子宫底到达肚脐上 16 厘米的位置，宫高 37 厘米。

准妈妈不断地想上厕所

这时胎儿在母腹中的位置在不断下降，下腹坠胀，不规则宫缩频率增加。准妈妈会不断地想上厕所，便次增加，阴道分泌物也更多了。现在最重要的是要充分休息，迎接随时可能来临的分娩。

准妈妈的科学饮食策略

·临产前的推荐食谱

　　孕妇进入临产，胎儿即将走向"新的世界"，母体即将放下"重负"。因此要保证足够的营养，以满足子宫、乳房以及其他内脏器官的需要，还要保证胎儿的生长发育，应继续坚持少吃多餐，越接近临产，越要多吃些含铁质丰富的蔬菜（菠菜、黑木耳、海带、芹菜等）。同时应多吃含维生素K、维生素C、维生素L的食物，如牛奶、紫菜、猪排骨、豆制品、胡萝卜、鸡蛋等。

冰糖酸梅粥

【原料】酸梅10～15克，粳米100克，冰糖适量。

【制作】将酸梅先煮取浓汁，加适量水稀释后煮粳米为粥。每日两次温服，也可酌情加冰糖调味。

【功效】此粥适用于孕妇产前心烦急躁等症状。

准妈妈的生活护理方案

·合理利用人力资源

1.安排好住院期间的看护工作

　　无论是顺产还是剖官产，产妇的身体一般都比较虚弱。在住院待产期间，产妇需要有人特别照顾，这里的照顾包括陪护、三餐营养等。如果所有事都由丈夫来承担，那也不太现实，最好与父母亲戚分工合作，共同来度过这一段"非常时期"。

老人们体力不好，可以分担照顾一下孕妇的营养餐制作，丈夫负责每日看护产妇。国家对于爱人生产的情况是给予其丈夫一定假期的。丈夫可以合理利用假期，陪伴爱妻和新生的宝宝。现在各大医院及社会组织也针对产妇推出月子看护等服务，这些护工受过专业培训并有一定的产妇、新生儿护理经验，对于第一次迎接宝宝到来的新妈妈、新爸爸来说，他们的帮助也是十分必要的。这类护工不但可以在住院期间提供服务，还可以根据需要请回家里做全天候服务，如何选择这类服务可以根据自己家庭的实际情况来决定。

2.安排好月子期间谁来照顾孩子

宝宝的降生会给全家带来欢笑，但是烦琐的照顾、夜间的哭闹、完全被打乱的生活也会引发许多家庭矛盾，所以在孩子出生前就开个家庭会议，把孩子出生后照顾工作分工一下，让所有家庭成员都明确自己的分工与责任，尽力为新生宝宝创造一个和谐的家庭环境。

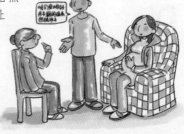

胎教知识的了解与应用

·情趣训练 ❧

科学家经常告诫人们，要保持身心健康就要丰富人们的精神世界，例如听音乐、看书、旅游或欣赏美术作品等，这些美好的情趣有利于调节情绪、陶冶情操。

我们知道胎儿和母亲之间有着微妙的心理感应，母亲的一言一行都将对胎儿产生潜移默化的影响。

相传在我国古代有一位神童能将从未见过的几篇文章和诗句倒背如流。这个孩子怎么会有如此神奇的本领呢？原来这些作品都是他的母亲在怀孕时候喜欢读的，并经常朗诵的。

已故的苏联一位著名提琴家曾讲过他自己的一段有趣经历：他在一次音乐会上演奏了苏联作曲家创作的新乐曲，当时他的妻子临近产期，不久生下了儿子。儿子长到4岁时便学会了拉提琴，有一天他突然拉出了一支从来没有人教过他的乐曲，而且正是那次音乐会上演奏的乐曲。那支乐曲仅在那次音乐会上演奏过一次，后来从未演奏过，亦未灌制成唱片。

这些事实都说明母亲良好的生活情趣对后代有着深刻的影响。

科学家们还发现，广泛的情趣对改善大脑的功能有着极为重要的作用。有人认为乐队指挥、画家、书法家等生活情趣较丰富的人，他们之所以具有创造力，与他们经常交替动用大脑的左、右半球,提高大脑的功能有关。因此母亲的生活情趣无疑对胎儿大脑左、右半球的均衡发育起着很关键的作用。

妊娠期常见不适和问题

·分娩前最容易忽视的征兆

通常医生能预测预产期是哪天,却无法预测是什么时刻。一般说,即将分娩时子宫会以固定的时间周期收缩。收缩时腹部变硬,停止收缩时子宫放松,腹部转软。另外还有一些变化也许不为人们所重视,举例如下:

产妇感觉好像胎儿要掉下来一样,这是胎儿头部已经沉入产妇骨盆。这种情况多发生在分娩前的一周或数小时。

阴道流出物增加。这是由于孕期黏稠的分泌物累积在子宫颈口,由于黏稠的原因,平时就像塞子一样,会将分泌物堵住。当临产时,子宫颈胀大,这个塞子就不起作用了,所以分泌物就会流出来,这种现象多在分娩前数日或即将分娩前发生。

水样液体以涓涓细流或喷射状从阴道流出,这叫作羊膜破裂或破水。这种现象多发生在分娩前数小时或临近分娩时。

有规律的痉挛或后背痛。这是子宫交替收缩和松弛所致。随着分娩的临近，这种收缩会加剧。由于子宫颈的胀大和胎儿自生殖道中产出，疼痛是必然的。这种现象只是发生在分娩开始时。

完美准爸爸行动

·入院分娩的经济准备

钱是很多矛盾产生的根源，入院分娩除了医药、手术上会有较大的开销以外，孩子与准妈妈的营养，各类突发事件都与钱直接相关，所以在产妇入院准备分娩前，就要做好各方面准备。

将定期的存款改为活期，放在随时可以取用的银行卡上；把个人医疗卡准备好，查询卡上的金额，做到心中有数，这样遇事就可以有备无患。在产妇住院分娩期间，请准爸爸们小心保管好所有医疗费用的单据，以便过后进行整理和报销。

一般来说顺产的费用比剖官产所需费用少得多，但他们的适应人群并不相同，要与医院充分沟通，考虑好自己的分娩方案，并大体计算出住院分娩期间所需的费用。除了基本开销外，还得留出一些应对预想外的支出。

227

第38周 像小泥鳅一样光滑

大部分胎脂脱落了

现在你的胎儿可能已经有 3200 克重了，身长也有 52 厘米左右了。

胎儿的头在你的骨盆腔内摇摆，周围有骨盆的骨架保护，很安全。这样也腾出了更多的地方长他的小胳膊、小腿、小屁股。

很多胎儿这时头发已长得较长较多。当然也有一些胎儿一点头发都没长。有的胎儿头发又黑又多，有的胎儿头发则有些发黄。

现在胎儿身上原来覆盖着的大部分胎脂逐渐脱落、消失，胎儿的皮肤变得像小泥鳅一样光滑。这些物质及其他分泌物也随着羊水被胎儿一起吞进肚子里，贮存在他的肠道中，变成胎便。

子宫的变化

子宫底到耻骨联合的距离为 36 ~ 38 厘米，肚脐到子宫底部则为 16 ~ 18 厘米。

准妈妈有点不舒服

大多数准妈妈在怀孕的最后几周没有增加多少重量，但却觉得很不舒服。准妈妈现在可能会既紧张又焦急，既盼望宝宝早日降生，又对分娩的痛苦有些恐惧。现在准妈妈应该适当活动，充分休息，密切关注自己身体的变化，即临产征兆的出现，随时做好入院准备。

准妈妈的生活护理方案

·准备可能用到的4类产妇物品 ▶▶▶ - - - - - - - -

1.衣物

肥大、容易穿脱的睡衣或内衣至少3件。

棉质内裤至少4~6件。

棉质、宽带、前面或侧面可拉开的胸罩2~3个。

棉线袜2双，拖鞋1双。

2.日常用品

洗脸毛巾、洗脚毛巾、洗下身毛巾2条。

小洗脸盆1个（产妇洗下身专用）。

牙刷、牙膏、梳子、护肤品等洗漱用具1套。

产妇用卫生巾及卫生纸。

3.母乳喂养用品

手动吸奶器。

乳头保护天然油脂，预防乳头疼痛。

消毒湿巾。

乳头保护罩。

4.其他

纸和笔（产妇或家属住院期间记事用）。

零钱若干，手机或电话

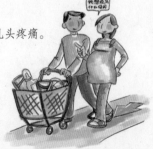

磁卡等（便于产后在医院与亲友的联系）。

餐具1套，塑料或金属饼干桶1个（放置饼干等小食品）。

·准备可能用到的6类婴儿物品

1. 婴儿洗澡用品

婴儿专用的洗浴用品。

两条软毛巾洗身体用。

一条洗脸用的小毛巾。

用来擦干身体的大毛巾。

椭圆形的浴盆。

消毒棉球或纱布。

2. 婴儿床上用品

活动床或摇篮，可供婴儿白天使用。

一条小毛毯或被子。

栏杆包裹好的婴儿床。

3. 婴儿食品

配方奶粉。

补钙用品。

4. 婴儿日常用品

棉质尿布或纸尿裤。

纯棉质婴儿服装。

童车。

5. 人工喂养用品

125毫升奶瓶。

250毫升奶瓶。

普通奶嘴、防塌陷奶嘴。

奶嘴消毒器。

漏斗，用于将热好的奶倒入奶瓶。

奶瓶刷。

6. 特殊用品

体温计。

酒精。

胎教知识的了解与应用

·准妈妈自己要谨言慎行

行为是一种没有声音的语言，孕妇的行为通过信息传递也可以影响到胎儿。古人认为，胎儿在母体内就应该接受母亲言行的感化，因此要求妇女在怀胎时应该清心养性、循规蹈矩、品行端正，给胎儿以良好的影响。我们将这些古人"胎教说"中可供借鉴的精辟之处归纳如下：

（1）主张"慎始"：婚前应审慎，夫妻的品德对后人的成长影响很大。

（2）主张强调心境平和：孕妇应谨言慎行，修养身心，陶冶情操。

（3）重视早孕期间的调理：指出妊娠初期的三个月最为重要，应当重视孕妇的身心调理。

至于胎教成功的秘诀，其实就是爱和耐心。愿每一位未来的母亲都能及早实施胎教，用爱和耐心来培养胎儿，孕育一个聪明活泼的健康宝宝。

妊娠期常见不适和问题

·宫内窒息的4个对策

1.胎位异常时多加休息

到了妊娠晚期，胎儿如果出现胎头浮、臀位、横位等异常胎位时孕妇就应注意休息，以防引起胎膜早破、胎儿宫内缺氧等不良后果。

2.孕期预防各种并发症

按时做产前检查，及早发现妊娠糖尿病、贫血、妊娠高血压综合征、胎盘早剥、前置胎盘等异常。一旦发现则尽快采取相应治疗，避免过期妊娠。做好分娩的心理准备，以免临产时过于精神紧张而引发难产，造成宫内窒息。

3.临产前后注意监测胎儿心跳

胎儿的心跳次数和强弱，可以直接反映胎儿在宫内是否缺氧。如果注意监测，就能及时发现胎儿缺氧，尽快做出处理。

4.配合医生的各种措施

在分娩过程中，一旦确定胎儿宫内缺氧后要配合医生的各种措施，如吸氧等。仍不见好转，应实施剖宫产手术。

完美准爸爸行动

· 分娩前最容易忽视的准备工作

　　到了孕37周末，准爸爸应随时做好迎接分娩的准备，但不要过于焦虑，听其自然。准爸爸要为妻子身边留人，作为妻子突然临产时的照应，同时备好出租车或救护车的电话以备不时之需。关心孕妇的思想情绪，鼓励孕妇树立分娩信心，还要对自己的工作好好安排，尽力做到亲自陪妻子去医院，并陪伴分娩。

　　准备得越充分、越周密，越有利于孕妇分娩和母婴生活。但除了那些已经成为经验之谈的所谓"硬件"准备工作外，细心的准爸爸还应做好如下"软件"准备工作，这些通常易被忽视：

　　应该什么时候给医生打电话。

　　医生和护士下班后如何能找到他们。

　　乘什么交通工具去医院。

　　是否有人时刻守护在孕妇身边。

　　在上下班时间交通拥挤时，从家到医院大约需多长时间；最好预先演练一下去医院的路程和时间。

　　寻找一条备用的路，以便当第一条路堵塞时能有另外一条路供选择，尽快到达医院。

　　将家里的事情安排好，请人帮助照顾孩子和料理家务。

　　工作的事情是否安排好了，应该让上司和同事知道你妻子的预产期。

第39周 小脑袋在向外顶

头部已固定在骨盆中

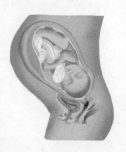

胎儿现在的体重应该已有
3200 ~ 3400 克。一般情况下男
孩比女孩的平均体重略重一些。

宝宝现在还在继续长肉，这
些脂肪储备将会有助于宝宝出生
后的体温调节。这个小家伙的身
体各部分器官已发育完成，其中
肺部是最后一个成熟的器官，在
宝宝出生后几个小时内他才能建立起正常的呼吸模式。

这时胎儿的头部已固定在骨盆中，他（她）更多
地将会是向下运动压迫你的子宫颈，想把头伸到这个
世界上来。

子宫颈管逐渐张开

从肚脐量起，子宫底部高度为 16 ~ 20 厘米，从
耻骨联合量起为 35 ~ 40 厘米。此时子宫和阴道变得
更加柔软，子宫颈管逐渐张开，为分娩做准备。

准妈妈盼啊盼

现在准妈妈的体重基本稳定下来。因为子宫填满
了整个骨盆和腹腔的大部分空间，准妈妈会觉得活动
非常不便和艰难。在心理上会有分娩的迫切感，想快

快结束这种不适，更想快快见到宝宝。别着急，也许明天，也许后天……

准妈妈的科学饮食策略

·分娩前吃饱喝足增强体力 ➣

大多数情况下，当我们一看见孕妇有腹痛等分娩的先兆，就着急得不得了，往往在没有为孕妇准备好吃的，也没有为孕妇准备好用的之前，就匆忙地把孕妇送进了医院。

临产前，若孕妇进食不佳，后果将非常严重。除了母子衰竭外，由于缺乏分娩的能源，子宫收缩无力，可导致滞产、产程延长、胎儿宫内窘迫、新生儿窒息，甚至导致母胎在分娩过程中死亡。即使经产钳、胎头吸引术或剖宫产等手术助产，产妇也可能因极度的衰竭而导致产后子宫无法收缩或发生致命的产后大出血。因此，临产时产妇要吃饱喝足，对母婴双方的健康及分娩能否顺利进展都有着重要意义。

初产妇从有规律性宫缩开始到宫口全开，大约需要 12 小时。如果你是初产妇，无高危妊娠因素，准备自然分娩，可准备易消化吸收、少渣、味鲜的食物，如面条鸡蛋汤、面条排骨汤、牛奶、酸奶、巧克力等食物,让产妇吃饱吃好,为分娩准备足够的能量。

准妈妈的生活护理方案

·分娩前的生活细节

由于即将面临分娩,所以,准妈妈要有充足的营养、睡眠和休养,为了调剂心情,也因为产后很长一段时间不方便护理,可以将头发再稍微修剪,并保持身体清洁,继续用温水淋浴。

现在需要注意的是避免胎膜早破,即通常所说的早破水。正常情况下只有当宫缩真正开始,宫颈不断扩张,包裹在胎儿和羊水外面的卵膜才会在不断增加的压力下破裂,流出大量羊水,胎儿也将随之降生。提前破水是指还未真正开始分娩,胎膜就破了,阴道中的细菌会侵入子宫,给胎儿带来危险。因此要特别注意,孕期的最后阶段一定要避免夫妻生活,避免对子宫的任何压力。

·提前诱引子宫收缩

有研究显示,孕妇自第39周开始,每天刺激乳头3小时或更多,临产及分娩时间大多不会太长。

预产期建议的刺激方式:以手指指腹刺激乳头、乳晕及乳房,一边15分钟,两边轮换,达1小时,一天做3次。上述操作也可由丈夫代劳。

这种自己动手诱引的子宫收缩有时非常强烈,就像由催产素引起的子宫收缩一样。因此，在自己动手诱引子宫收缩以前，应首先向医生询问，如出现强烈的子宫收缩，应立即停止诱引子宫收缩。

胎教知识的了解与应用

·更频繁地抚摸胎儿

来回抚摸法

具体做法：准妈妈在腹部完全松弛的情况下，用手从上至下、从左至右，来回抚摸。

注意事项：抚摸时动作宜轻，时间不宜过长。

胎儿需要母亲的爱，经常抚摸胎儿可以激发胎儿运动的积极性，你也许不会明显感到胎儿发回的信号，这种信号缓慢而有节奏，只有多实践，才可能有清晰的感觉。

·安抚脾气大的小宝宝

现代医学研究表明，孕妇子宫内胎儿活动的差异能预示出生后活动能力的强弱。在正常情况下，胎儿时期活动能力强的婴儿，出生6个月以后，要比胎儿时期活动能力差的婴儿动作发展更快些。

如果胎儿"正在生气"，踢动得比平时剧烈的话，赶紧找个舒服安静的地方坐下来安抚他（她），播一些轻音乐，唱唱催眠曲，或者哼唱小曲均可，愉悦或轻松的声音都会让胎儿放松。此外，跟他（她）说说话，读书给他（她）听，或轻抚腹部亦有相同的效果。

妊娠期常见不适和问题

·真假分娩的辨别

有的产妇会时而出现即将分娩的假象，或子宫无规律的收缩。一般来讲，真假分娩是难以辨别的。通常假分娩宫缩无规律，且宫缩程度不如真分娩剧烈。辨别的办法是检查阴道，看子宫颈的变化。还有就是进行宫缩计时，计算连续2次宫缩间的时间间隔，持续记录1小时。下表列出真假分娩之间的差别。

附表　真假分娩的差别

鉴别类型	假分娩	真分娩
宫缩时间	无规律，时间间隔不会越来越小	有固定的时间间隔，随着时间的推移，间隔越来越小，每次宫缩持续30~70秒
宫缩强度	通常比较弱，不会越来越强	有时会增强，但然后又会转弱，呈稳定增加
宫缩疼痛部位	通常只在前方疼痛	先从后背开始疼痛，而后转移至前方
运动后的反应	产妇行走或休息片刻后，有时甚至换一下体位后都会停止宫缩	不管如何运动，宫缩照常进行

完美准爸爸行动

·装好准爸爸自己的4样必需品

妻子临盆时，准爸爸会拿起早已准备好的准妈妈包送妻子去医院。慌乱之中，准爸爸很少想到为自己拿些必需的物品。

除非医院距你家近在咫尺，否则你一定要为自己带上以下物品。

（1）简单的洗漱用具：一般初产妇产程都比较长，熬一个漫长的黑夜是很正常的，你愿意蓬头垢面、胡子拉碴地与宝宝见面吗？

（2）照相机或摄像机：为了记录下妻子被推出产房以及宝宝被送到眼前的一刹那，当然要带上你的照相机或摄像机，注意电池是否有充足的电。

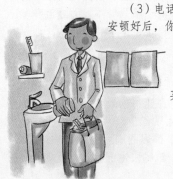

（3）电话号码本：妻子和宝宝都安顿好后，你可以松一口气。接下来就该给关心你们的亲朋好友报喜了。

（4）零钱：打电话、买快餐、水都需要零钱。

第40周 分娩进行时

妈妈，我来了

现在，宝宝的顶臀长约为 38 厘米，全身长约 48 厘米，体重约为 3400 克。

胎儿腹部的周长要比头部稍大，脂肪的比例占体重的 15%，身体内所有的系统都已经发育成熟。宝宝的肠道里堆积了一种墨绿色黏性物质，是胎儿所吞食的胎毛等物质的代谢废物，也就是胎便。

现在，宝宝的骨骼数量比成人的 206 块要多。出生后，部分骨骼会随着成长逐渐融合到一起。这时宝宝已经具备了 70 多种不同的反射能力，准备迎接子宫外的新生活。

这时胎儿所处的羊水环境也有所变化，原来的羊水是清澈透明的，现在由于胎儿身体表面绒毛和胎脂的脱落及其他分泌物的产生，羊水变得有些浑浊呈乳白色。

胎盘正在逐渐退化，传输营养物质的效率在逐渐降低，直到胎儿娩出即完成使命。

大多数的胎儿都将在这一周诞生，但真正能准确地在预产期出生的婴儿只有 5%，提前两周或推迟两周都是正常的。但如果推迟两周后还没有临产迹象，那就需要采取催产等措施尽快生下胎儿，否则胎儿过晚产出也会有危险。

子宫没有什么变化

与上周相比，子宫的位置和高度基本没有什么变化，但羊水减少了许多。

准妈妈的科学饮食策略

·增加产力的宜忌食方

分娩是一项重体力活，产妇的身体、精神都经历着巨大的能量消耗，因此，分娩前期的饮食很重要，饮食安排得当，除了补充身体的需要外，还能增加产力，促进产程的发展，帮助产妇顺利分娩。

第一产程（宫颈扩张期）占分娩过程的大部分，时间较长。由于阵痛，产妇的睡眠、休息和饮食均受影响，精力、体力消耗较大。因此，为了保证第二产程（胎儿娩出期）能有足够的力量，应鼓励产妇进食。食物以半流质或软烂的食物为主，如鸡蛋挂面、蛋糕、面包、粥等。

快进入第二产程时，由于子宫收缩频繁，疼痛加剧，消耗增加，此时产妇应尽量在宫缩间歇摄入一些果汁、藕粉、红糖水等流质食物，以补充体力，帮助胎儿顺利娩出。

分娩时的食物，应该选择能够快速消化、吸收的高糖或淀粉类食物，以快速补充体力。不宜吃油腻、蛋白质过多、需花太久时间消化的食物。

增加产力的有宜食方：优质羊肉350克、红枣100克、红糖 100 克、15 ~ 20 克黄芪、15 ~ 20 克当归加 1000 毫升水一起煮，在煮成 500 毫升后，倒出汤汁，分成 2 碗，加入红糖。在临产前 3 天开始早晚服用。这个方法能够增加孕妇的体力，有利于顺利分娩，还有安神、快速缓解疲劳的作用。

胎教知识的了解与应用

·准妈妈坚强地等待分娩

到了妊娠后期，孕妇开始盼望早日见到宝宝。这种心理一旦产生便会一天比一天强烈。临到预产期，有的孕妇已经变得急不可待。但你要知道，只要胎儿还在母腹中，其心智的发育就依然继续。一条脐带，连接了母子两颗心，如果这时候准妈妈总是着急或者心情不好，就可能影响到胎儿在最后一段时间里的正常发育，使你几个月的努力功亏一篑。

因此，专家建议准妈妈们在孕期的最后一段日子里千万别心急，而是继续耐心地给胎儿讲一讲他将看到的这个大千世界和他出生后该做的事。然后告诉胎儿，父母在热切地等待他的安全降生，父母会爱他，保护他，陪伴他健康长大。

母亲拥有坚强的性格就会感染胎儿使其同自己一道战胜困难，并从中得到性格方面的锻炼。心理学研究证明，胎儿能敏锐地感知母亲的思维、心理活动及母亲对自己的态度。在等待分娩的日子里，准妈妈们一定能坚强走过。

妊娠期常见不适和问题

· 过期妊娠

月经周期正常的孕妇，如果预产期超过2周以上，孕期大于或等于249天而未能临产，称为过期妊娠。过期妊娠主要由两种原因引起：一种属于胎盘功能正常；而另一种是胎盘功能迅速减退，不能再给胎儿提供足够的营养和氧。

如果是胎盘功能正常的情况，继续妊娠下去会使胎儿长得过大，致使胎头太硬，分娩时通过产道有困难，造成难产；如果是胎盘功能减退的情况，胎儿会因缺乏营养而消瘦、皮肤多皱，脑细胞功能也会受到影响，可能造成孩子智力低下或神经系统后遗症。

· 过期妊娠的3个对策

1. 学会监测胎儿

孕妇应该从妊娠30周开始自己数胎动，一旦胎动明显减少，如12小时胎动少于20次，应立即去医院就诊。

2. 做B超检查了解胎盘情况

预产期前后，通过做B超检查，了解胎盘的钙化程度及羊水多少，胎盘钙化3级以上要引起注意。

3.必要时进行引产

如果胎儿胎盘情况尚好，胎儿已经成熟，可于41周后进行引产，特别是对于高龄孕妇、妊娠高血压综合征、胎儿过大的产妇。

准妈妈的生活护理方案

·5种分娩方式

1.自然分娩

对于绝大多数健康孕妇来说，自然分娩是既容易又安全的一种方式。因此，当你具备自然分娩的条件时，应听从医生的指导，选择阴道分娩这种自然、安全的分娩方式，这对母婴健康都有好处，即使发生难产，只要处理及时，都能使宝宝健康顺利地娩出。

2.剖宫产

在分娩过程中，如果产妇或胎儿有异常情况，胎儿不能顺利地自然出生，医生就会通过手术切开子宫取出胎儿，这就是我们平常所说的剖宫产。它是解除产妇及胎儿危急状态的有效方法。那么哪些情况下才需要剖宫产呢？

（1）母体方面：孕妇骨盆狭窄或畸形；高龄初产；以前曾做过子宫的手术（如剖宫产、子宫肌瘤剔除手术、子宫切开术或子宫成形术等）；患有高血压经引产失败；产程停滞；前置胎盘、胎盘早期剥离、子宫破裂、前置血管出血等；孕妇外伤可能伤及胎儿时，都应进行剖宫产来保证母婴的安全。

（2）胎儿方面：胎位不正、胎儿窘迫、胎儿过重，预估体重超过 4000 克时、多胞胎、某些胎儿畸形、子宫颈未全开而有脐带脱出时也应采取剖宫产。

如果没有上述情况的准妈妈，对于剖宫产的选择一定要慎重，因为剖宫产还可能带来许多意外情况。

3. 水中分娩

水中分娩一般会在一间特殊的产房进行，在一只形似按摩浴缸的"分娩水池"内，待产孕妇泡在经过特殊处理的温水中，水温保持在 36 ~ 37℃，环境温度为 26℃。在助产士指导下，合理换气、放松……慢慢地一个小生命就顺利降临人世。婴儿生出后，在水中待的时间不能超过 1 分钟。水中分娩可以减轻产妇的疼痛感，水包托的力量可以给产妇心理上安全的感觉，水的包容作用对产妇的产道和盆腔可以起到保护作用。在水中还有利于孕妇休息，更容易放松。产程缩短，也减少了孕妇的会阴侧切率。对于正常的孕妇，在有经验的助产士帮助下，水中分娩是安全的。

4. 无痛分娩

我们通常所说的"无痛分娩"，在医学上其实叫作"分娩镇痛"，是用各种方法使分娩时的疼痛减轻甚至使之消失。

目前通常使用的分娩镇痛方法有两种：一种方法是药物性的，是应用麻醉药或镇痛药来达到镇痛效果。另一种方法是非药物性的，是通过产前训练、指导子宫收缩时的呼吸等来减轻阵痛；分娩时按摩疼痛部位或利用中医针灸等方法，也能在不同程度上缓解分娩时的疼痛，这也属于非药物性分娩阵痛。药物性分娩镇痛有多种方法，有全身用药、局部麻醉和吸入麻醉等。

无痛分娩的经过是医生和产妇一起参与并共同制定计划的，有利于医生和产妇的沟通。还能够使医生及护理人员更多关注产妇的变化，如果母体或胎儿一旦发生异常，就可以及早被发现而得到及时治疗。

5. "导乐"陪产

分娩是人类繁衍的自然过程，但据有关资料显示：有95%的女性在分娩过程中会产生强烈的恐惧感、孤独感，几乎100%的产妇都希望在分娩时身边有人陪伴。于是1996年在美国出现了一种新的分娩方式——"导乐"陪产。所谓"导乐"陪产，就是在分娩过程中雇请一名有过生产经历、有丰富产科知识的专业人员陪伴分娩全程，并及时提供心理、生理上的专业知识，这些专业人员被称为导乐。

·第一产程——子宫颈扩张期 ◢◣

从子宫出现规律性的收缩开始，直到子宫颈口完全开全（扩展到 10 厘米宽），这段时间称为第一产程。

第一产程开始时，子宫每隔十几分钟收缩一次，收缩的时间也比较短。当子宫收缩时，你会有子宫发紧、发硬的感觉，小肚子（即下腹部）或腰部疼痛，并有下坠感。后来，子宫收缩得越来越频繁，间歇越来越短，如此则宫颈口就开得越快，产妇也就越加难受。这时，你会感到这是时间最漫长、疼痛最剧烈、心理最痛苦的阶段。

产科医生会以手指触诊看开了多少厘米，随着阵痛渐渐增强，阵痛时间的增长、间歇变短，子宫口最后达 10 ~ 12 厘米，即所谓子宫口全开。当子宫颈口全开时，宫内的胎膜破裂，里面的羊水随之也从阴道内流出，这时称为"破水"。一般子宫全开

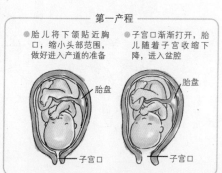

第一产程

● 胎儿将下颌贴近胸口，缩小头部范围，做好进入产道的准备

● 子宫口渐渐打开，胎儿随着子宫收缩下降，进入盆腔

胎盘

胎盘

子宫口

子宫口

与破水大约同时，因而临床上便将破水视为第一期的
结束。

·第二产程——胎儿娩出期

胎儿娩出为第二产程，是从子宫颈口开全至胎儿
娩出为止的这一段时间。这时，你要躺在产床上等候，
助产人员会帮助你分娩。你的用力大小与正确与否，
都直接关系到胎儿娩出的快慢、胎儿是否缺氧，以及
你的会阴部损伤轻重程度。所以，这时你要按照助产

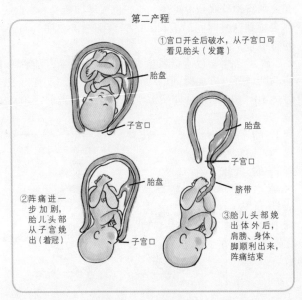

第二产程

①宫口开全后破水，从子宫口可
看见胎头（发露）

胎盘

子宫口

胎盘

子宫口

脐带

②阵痛进一
步加剧，
胎儿头部
从子宫娩
出（着冠）

子宫口

③胎儿头部娩
出体外后，
肩膀、身体、
脚顺利出来，
阵痛结束

士的指导，该用力时用力，不该用力时就抓紧时间休息。

第二产程时，子宫的收缩力量更强，胎儿顺着产道逐渐下降。当胎儿的头部下降到骨盆底部时，就会压迫直肠，产妇便不由自主地向下屏气用力，像要解大便一样。这时，子宫收缩越来越紧，每次间隔只有一两分钟，持续1分钟，于是胎儿下降很快，迅速从宫颈口进入产道，然后又顺着产道达到阴道口露头。不久，胎儿头部完全露出，依肩、体、足顺序露出外阴，婴儿就此诞生。这个阶段，初产妇一般需要一两个小时完成，而经产妇只要半个小时或几分钟即完成。

· 第三产程——胎盘娩出期 ➥

第三产程是指从胎儿娩出至胎盘娩出为止的一段时间。这时孩子已经出生了，但是胎盘还在子宫内，没有娩出。

宝宝娩出的一刹那间，你会有一种突然轻松下来的感觉。但是过不了几分钟，子宫又开始收缩，将胎盘从子宫壁上剥离下来，并且排出体外。这时，整个分娩过程也就结束了。

胎盘剥离后，形成

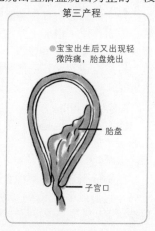

第三产程

● 宝宝出生后又出现轻微阵痛，胎盘娩出

胎盘

子宫口

子宫壁出血，子宫壁若收缩不良，出血会比较多，因为子宫收缩会挤迫血管，使之出血减少。不过，出血量在 500 毫升以内都属正常。

第三产程所需时间，快者数分钟之内，慢者 30 分钟以内即可结束。若使用子宫收缩剂可缩短时间，而且出血量也可减少。

·3 种助产手段

1.会阴侧切

会阴侧切是会阴手术的一种，是产科常见的手术。会阴切开术是对会阴组织的一种保护措施，避免造成会阴的严重裂伤。同时，会阴侧切术可减轻产道对胎儿脑部的压迫，减少新生儿颅内出血等症的发生。因为尽管女性阴道内有许多黏膜皱褶和弹性纤维，妊娠后在激素作用下增加了弹性和扩张性，有利于胎儿自然娩出，但毕竟有些情况下胎儿通过阴道会有困难，可能造成会阴裂伤，严重裂伤可累及直肠，造成不良后果。

2.胎头吸引术

胎头吸引术也是产科常见的助产方法。将胎头吸引器置于胎头上，形成一定的负压，通过牵引借以协助娩出胎儿。

胎头吸引器有不同种类，比较多用的为锥形金属空筒（直形或牛角形），接触胎头部位有外置橡皮套，顶端稍下处有对应的两个短柄，为牵引的拉手，其中一侧为空心，与吸引器内腔相通，通过负压吸引形成负压。胎头吸引术操作方法比较简单，对产妇及新生儿操作小，是常用的助产方法。

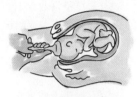

3.产钳助产术

产钳助产术是用于第二产程的助产方法，也是产科常见的解决难产的手术。第二产程宫口全开，

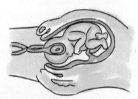

胎头位置低，此时出现紧急情况进行产钳助产极为方便，是剖宫产所不能代替的助产方法。产钳对母体操作小，使用方便，术前不需要复杂的准备，只需局部麻醉下进行会阴侧切术。

·正确姿势帮助产妇缓解产痛 ❁

子宫开始宫缩后，一阵阵腹痛侵袭着产妇，会使她们难以忍受，心里也很恐惧，身心备受煎熬。如果采取一些恰当的姿势，可以帮助产妇缓解产痛，有助于顺利度过分娩关：

（1）在子宫收缩间歇时产妇分开脚站立，双臂环抱住陪护者或丈夫的颈部，头部靠在其肩头，身体斜靠在其身上；陪护者或丈夫支撑产妇的身体，双手环抱住产妇的腰部，给产妇的背部下方进行轻柔地按摩。

（2）在子宫收缩时产妇分开脚站立，产妇将自己的身体背靠在丈夫或陪护者的怀里，头部靠在其肩上，双手托住下腹部；陪护者或丈夫的双手环抱住产妇的腹部，在鼓励产妇的同时，不断地与其身体一起晃动或一起走动。

（3）在床上或地板上放几个松软的垫子，产妇跪趴在垫子上。陪护者或丈夫在床的一边，用双手不断地抚摩产妇的后背，可以减轻生产引起的腰背疼痛，使产妇感到舒适一些，特别是胎儿的面部朝向产妇腹部时。

（4）找一把舒适柔软的座椅，产妇面向椅背而坐，胸腹部靠在有柔软靠垫的椅背上，头部放松地搭在其上；陪护者或丈夫在妻子身后，一条腿跪蹲下去，并不断地用手按压产妇的腰部，这样可以使产妇缓解腰部的疼痛。

（5）产妇趴伏在床上，双手着于床上的一个垫子上，使自己的臀部低于肩膀，并且将双腿分开一些，左右晃动臀部，有助于减轻产妇的腰背部疼痛。

（6）丈夫或陪护者坐在床上或椅子上，产妇趴伏在其大腿上，双手环绕抱着丈夫或陪护者的腰臀部，使其托着自己的身体，给予一些支持；丈夫或陪护者轻柔地上下抚摩产妇的腰背部。

（7）在从第一产程向第二产程进入时，产妇可以在床上采取蹲坐的姿势，丈夫及其他陪护者分别站在床的两旁，产妇把自己的双臂搭靠在丈夫及其他陪护者的颈肩上，这种由别人支撑的姿势，可以使产妇感到舒服一些，而且胎儿的重力还可以促进骨盆扩张。

（8）如果需要的话，在子宫收缩间歇产妇可以采取直坐的姿势坐在床上，后背贴在有靠垫或枕头的床背上，双腿屈起，双手放松地放在膝头上。这样，可以使产妇的腹部及腰部得到一些放松，还可以将胎儿的头向子宫颈推进，让宫缩更为有效。

完美准爸爸行动

·缓解妻子生产痛苦的 5 个招数

招数一：好话说尽

坚持鼓励她并表现出对她能够顺利生产的信心，要让她知道她将带给他们的生活一个崭新的开始，要一再表白对她的感情和感激之情。

招数二：按摩高手

在整个生产过程中，要通过对产妇不同身体部位的按摩，达到缓解疼痛的效果，比如背部按摩、腰部按摩，还有腹两侧按摩。

招数三：制造轻松气氛

为鼓励她挺住，在阵痛间隙，可以和她一起畅想即将诞生的宝宝的模样，将来怎样培养他，调侃宝宝会像彼此的缺点，会如何调皮，如何可爱，生活会如何精彩等，也可以回忆以前可笑的生活事件，总之要竭尽全力营造轻松气氛。

招数四：喂饱"战士"

产妇在生产过程中，体力消耗巨大，汗水淋漓，虽然没有胃口吃什么东西，但是需要喝水，对于产程长的产妇，准爸爸有时候需要强迫她进食，一点点地将提前准备好的小零食、水等喂给这位疲惫的"战士"，保证她在关键时刻力大无比。

招数五："忍"就一个字

女人在生产过程中可能会有过激或反常表现，比如大哭大叫，产房里的准爸爸常常会成为攻击对象。男人这时一定要沉住气。在妻子承受阵痛过程中，不要进行无关的，或内容复杂的谈话，而是要尽量和她一起用以上提到的各种方法挺过一阵阵的痛楚。聪明的男人在关键时刻表现出色，当好配角，在夫妻感情上绝对可以得高分，由此带来的积极效果甚至可以消受一生。

第四章

科学坐月子，
呵护母婴健康

　　在这段时期里，对于新手妈妈来说，一定要悉心呵护身体，做好产褥期保健，才能使身体尽快调整，迅速复原。对于宝宝来说，由于此时的小宝宝非常脆弱，易发生疾病，因此也需要特别精心的护理与科学的保健。

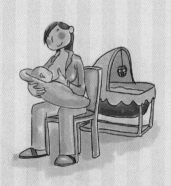

第一节

新妈妈科学坐月子

一 4种坐月子方式

由家人照顾 ＊推荐指数：★★★★

这是中国最传统的坐月子方式，面对刚出世的孩子，初为父母的夫妻俩难免会手足无措，不知道该如何照顾好婴儿，以及如何恢复产后的身体。这时家里如果有位有经验的老人，会对年轻夫妇非常有帮助。因此，由妈妈或婆婆照顾月子，是大部分产妇的选择。

雇佣月嫂照顾 ＊推荐指数：★★★

现在，越来越多的年轻父母会选择花钱请个月嫂照顾月子里的产妇。相比于家里老人和一般保姆照顾，月嫂的服务更专业。她们能够提供24小时专业月子护理，解决了新妈妈的后顾之忧，让宝宝在月子里健康成长，养成良好的生活习惯，产妇也可以得到充分的休息，避免出现产后抑郁症。

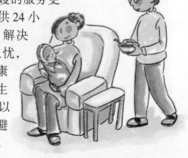

去月子中心 ＊推荐指数：★★

一些白领在医院分娩后，没有回家而是选择直接住进月子中心，把全部事情交给月子中心的医护人员来打理。产妇们在这里悠闲地当新妈妈，她们有更多时间来享受有宝宝的乐趣，学习养育宝宝的知识，练习相关的体形恢复体操，而且在饮食、生理、精神等各方面都得到专业的护理，能够在最短的时间里恢复到最佳状态，及时投入工作。

请保姆照顾 ＊推荐指数：★

有些年轻父母因为家里人手不够，会请个保姆来照顾产妇。可是因为保姆更注重的是家务活，并没有护理新妈妈和婴儿的专业知识，新爸爸和新妈妈不仅要事先从各方面学习育儿知识，而且还要手把手将这些护理知识教给保姆。保姆不如月嫂专业，但和雇佣月嫂照顾月子存在同样的问题：家里冷不丁地住进一个外人，生活习惯的不同也需要时间来磨合。

二 如何促进子宫复原

1.按摩子宫 + 中西药子宫收缩剂

子宫的收缩恢复，主要靠自然机制，也就是生产发动之后，子宫就不断地收缩，排空了再排空，让子宫腔不会有空隙。产妇按摩子宫，使用子宫收缩剂，或是中医使用生化汤，目的是引导子宫不断收缩，直到没有出血且子宫腔保持净空为止。

2.子宫收缩不良将有大出血的危险

当子宫内尚有血块或是残留时，子宫会先被血块填塞；然后，子宫平滑肌就会停止收缩，这时候就是所谓的子宫收缩不良，会有大量出血的危险（血崩）。

3.子宫收缩剂和生化汤

产后子宫自然会有收缩排血的机制，如果发现有产后出血过多的现象，使用子宫收缩剂是最好的选择，因为作用发挥会比较快。生化汤本身的成分从中医的角度来讲，有化瘀血、补血的作用，化掉的瘀血（血块）流出来之后，子宫自然会收缩，所以生化汤比较适合在产褥期保健。

此外，刺激乳头也可帮助子宫收缩。月子期间，还要避免下腹用力，让子宫尽早复位。

促进恶露排出

产后，每个产妇都会从阴道流出血性液体，这种阴道排出物不是月经，而是恶露。恶露是一种正常生理现象，随着子宫的缩小，恶露也慢慢变色、变少。

·恶露的异常情况

如果产后 2 周，恶露仍然为血性，量多，伴有恶臭味，有时排出烂肉样的东西，或者胎膜样物，这时应考虑子宫内可能残留有胎盘或胎膜，随时有可能出现大出血，应立即去医院诊治。

产后发生产褥感染时，会引起子宫内膜炎或子宫肌炎。这时，产妇有发热、下腹疼痛、恶露增多并有臭味等症状。这时的恶露，不仅有臭味，而且颜色也不是正常的血性或浆液性，而呈混浊、污秽的土褐色。

· **注意外阴清洁**

产后恶露不断从阴道排出，应该注意外阴清洁，勤换会阴垫。应该特别注意的是，会阴护垫一定要用洁净的卫生纸和布，千万不能用不洁之物。另外，产妇的内衣、内裤要勤洗、勤换。每天用温水清洗外阴一次。

会阴侧切后的护理

· **会阴切开后的异常情况**

1. 伤口血肿表现为在缝合后

1~2小时，伤口部位即出现严重疼痛，而且越来越重，甚至出现肛门坠胀感。

2. 伤口感染

表现为产后2~3天，伤口局部有红、肿、热、痛等炎症表现，并可有硬结，挤压时有脓性分泌物。

3. 伤口拆线后裂开

有些产妇在拆线后发生会阴伤口裂开，此时如已出院，应立即去医院检查处理。

· **会阴伤口的处理**

会阴伤口要保持清洁，拆线前，每天可用1：1000消毒液冲洗两次，大便后也要冲洗一次，并应避免大便等脏物的污染。拆线后，多数产妇此时已回到家中，如恶露还没有干净，仍应坚持每天用温开水洗外阴两次。同时，应保持大便通畅，以免伤口裂开，必要时可服些轻泻剂，最好采用坐式大便，并避免上厕所时间过长。另外，拆线后伤口内部愈合尚不牢固，故不宜过多走动，也不宜进行动作太大的运动。

此外，在正常情况下，会阴伤口在拆线前会有不适感，坐时也可能疼痛，拆线后一般会减轻，但需2周后才会完全恢复正常。有的产妇在产后10天左右，发现阴道掉出带结的肠线头，对此不必惊慌，那是从阴道口脱落的肠线。如果在会阴部有丝线，则应找医生及时拆线，以免引起感染。

剖宫产妇的科学护理

1. 少用镇痛药物

剖宫术后，麻醉药作用逐渐消退。一般在术后数小时，产妇的伤口开始出现疼痛，此时为了让其能很好地休息，医生在手术当天或当天夜里会用一些镇痛药物。当然，在此之后最好不要再用镇痛药物，因为它会影响产妇的身体健康，尤其是影响肠蠕动功能的恢复。所以产妇要做好一定的思想准备，对疼痛做些忍耐。

2. 术后多翻身

由于剖宫产手术对肠道的刺激，以及受麻醉药的影响，产妇在生产后都会有不同程度的肠胀气，会感到腹胀。如果多做翻身动作，则会使麻痹的肠肌蠕动功能恢复得更快，肠道内的气体就会尽早排出，可以解除腹胀。

3. 宜取半卧位

剖宫产的产妇不能像正常阴道分娩的产妇一样，在产后 24 小时就起床活动。因此，恶露相对不易排出。如果采取半卧位，同时配合多翻身，就可以促使恶露排出，促进子宫恢复。

4. 产后尽力排尿

在手术前后，医生会在产妇身上放置导尿管。使用导尿管一般在术后 24 ~ 48 小时，待膀胱肌肉恢复收缩排尿功能后拔掉。拔管后，妈妈要尽量努力自行解小便，否则，再保留导尿管的话，容易引起尿路感染。

另外，只要体力允许，在导尿管拔除后尽早下床活动，并逐渐增加活动量，这样不仅可促进肠蠕动和子宫复旧，还可避免术后肠粘连及血栓性静脉炎形成。

三 月子里基本饮食方案

1. 增加餐次

每日餐次应较一般人多，以 5 ~ 6 次为宜。这是因为餐次增多利于食物消化吸收，保证充足的营养。孕妇产后胃肠功能减弱，蠕动减慢，如一次进食过多过饱，反而增加了胃肠负担，从而减弱胃肠功能。如采用多餐制则有利胃肠功能恢复。

2. 食物应干稀搭配

每餐食物应做到干稀搭配。干的可保证营养的供给，稀的则可提供足够的水分。奶中含有大量水分，乳母哺乳需要水分来补充，才有利于乳汁的分泌；产后失血伤津，也需要水分来促进母体的康复；饮用水分较多，可防止产后便秘。食物中干稀搭配较之于单纯喝水及饮料来补充水分要好得多。

3. 荤素搭配，避免偏食

从营养角度来看，不同食物所含的营养成分种类及数量不同，而人体需要的营养是多方面的，过于偏食会导致某些营养素缺乏。一般的习惯是，月子里提倡多吃鸡、鱼、蛋，而忽视其他食物的摄入。产后身体恢复及哺乳，多吃热量高的肉类食物是必需的，但蛋白质、脂肪及糖类的代谢必须有其他营养素的参与，过于偏食肉类食物反而会导致其他营养素的不足。

4. 清淡适宜

一般认为,月子里饮食清(尽量不加调味料)淡(不放或少放盐)为妙，此种观点并不正确。

从科学角度讲，月子里的饮食应清淡适宜，在调味料上如葱、姜、蒜、花椒、辣椒、酒等应少于一般人的量，盐也以少入为宜，但并不是不放或过少。适量食用各种调味料除能调动胃口，促进食欲外，对产妇身体康复也是有利的。

5. 要注意调护脾胃、促进消化

月子里应食一些有健脾、开胃、促进消化、增进食欲的食物，如山药、山楂糕（片）、大枣、西红柿等。如山楂除可开胃助消化外，还有促进子宫复旧等作用。

产后缺乳的催乳食谱

丝瓜鲫鱼汤

【原料】活鲫鱼 500 克，丝瓜 200 克，料酒、姜、葱各适量。

【制作】①鲫鱼洗净、背上剖十字花刀。②将鱼略煎后，烹料酒，加清水、姜、葱等，小火焖炖 20 分钟。③丝瓜洗净切片，投入鱼汤，大火煮至汤呈乳白色后加盐，3 分钟后即可起锅。如根据口味和习惯，将丝瓜换成豆芽或通草，效果亦相仿。

【功效】具益气健脾、清热解毒、通调乳汁之功效。

清炖乌鸡

【原料】乌鸡肉 1000 克，党参 15 克，黄芪 25 克，枸杞子 15 克。

【制作】乌鸡肉洗净切碎，与葱、姜、盐、酒等一起拌匀，上铺党参、黄芪、枸杞子，隔水蒸 20 分钟即可。

【功效】主治产后虚弱，乳汁不足。

母鸡炖山药

【原料】母鸡 1 只，黄芪 30 克，党参 15 克，山药 15 克，红枣 15 克，料酒 50 克。

【制作】母鸡洗净，将黄芪、党参、山药、红枣，放入鸡肚，在药上浇料酒，隔水蒸熟。2天内吃完。

【功效】可用于脾胃虚弱而乳汁不足的产妇。

蜂蜜通乳饮

【原料】蜂蜜60克，当归25克，川芎9克，桃仁、木通、麦冬、桔梗各6克，干姜、甘草各3克。

【制作】将各味药物加水共煎，水开后除渣取其汁，调入蜂蜜。每日服下1剂。

【功效】本方具有通乳的功效，用于治疗产妇乳汁稀薄量少或没有乳汁。

四 产后性生活注意事项

产后性生活的最佳时机

通常，在产后6周即42天后，新妈妈应该先去产科进行全面检查，特别是对生殖系统进行较为细致的检查。如果医师认为生殖器官复原得很好，也就是说恶露全部干净，会阴部、阴道及宫颈的伤口已经完全愈合；同时新妈妈也感到自己准备好了。这时，就是恢复性生活的最佳时机。

切忌在产后提早进行性生活

新妈妈在分娩过程中，生殖器官大多有或轻或重的损伤，加之产后要排恶露，因而更需较长的时间恢复。一般来说，产后6周内应该禁止性交。

产后第一次"亲密接触"要小心，产后子宫颈及阴道口分泌的润滑液比较少。因此，产后第一次"亲密接触"时，行事前丈夫最好先多一些浪漫温柔的"事前戏"，如耳语、亲吻及爱抚等。当妻子由于体态变化而感到心里不舒服或难堪时，丈夫更要多加安慰、鼓舞、使新妈妈恢复自信，解除心理障碍。

行房时，一定要动作轻柔，不要急躁，需等润滑液分泌多一些才行。由于丈夫禁欲时间较长，所以在恢复性生活时容易动作较激烈，引起会阴组织损伤、出血，特别是新妈妈患有贫血、营养不良或阴道会阴部发生炎症时更要注意。

五 产后常见病症的预防与治疗

产后发热莫大意

产妇在刚生出孩子的一昼夜之内，体温可能略为升高。产后三四天因乳房充盈，乳汁流通不畅，体温亦可升高，但一般不超过 38℃，很快就会恢复正常。除此之外的发热，都应视为异常。

产后发热，最常见的原因有感冒、产褥感染、乳腺炎和泌尿系统感染等。产妇在生产时，毛孔开得很大，生产后不少产妇出汗，汗腺腺口（汗毛眼）一直张开着。如果受风、着凉容易伤风感冒，引起发热、头痛、全身不适等症状。由于产后体虚，感冒后很易并发支气管炎或肺炎等病。产妇在产后 3~5 天忽然怕冷、发抖，接着发高热、头痛、小肚子痛、恶露有臭味，就可能得了产褥感染。如果治疗不及时,还会导致慢性盆腔炎,长期不愈,还可能引起危险的腹膜炎或败血症,以致危及生命。

得产褥感染的主要原因是产妇刚生下孩子,子宫口松弛或产道损伤,加之阴道又不断流血,为细菌的侵入和繁殖创造了条件。细菌的侵入可由产前、产后不注意卫生,接近预产期时有性交,或生产时接生者不严格遵守无菌操作,或产后用草纸、破布、烂棉花垫下身所引起,也可因产妇本身患有其他部位的炎症,产后扩散到了生殖器官。

产后发热的另一个常见原因是产妇乳汁过多,婴儿吃不了,或乳汁过浓流出不畅,在乳腺管内淤积成块,或因婴儿吸吮时损伤了乳头,以致病菌侵入,在乳腺部位生长繁殖,引起急性乳腺炎。得了乳腺炎的妇女可发热到39℃以上,患侧乳房疼痛,发炎部位红肿变硬并有触痛,以后形成脓肿,时间愈久则乳腺小叶的损坏就愈多。

另外,产妇分娩期,尤其是产程延长时,因胎先露的压迫,膀胱黏膜充血、水肿,如牵涉到三角区,可使排尿困难。尿潴留易引起泌尿系统感染,除有尿频、尿急、尿痛等膀胱刺激症状外,也常有高烧、寒战、头痛等表现。

产妇发热一定要认真对待,及时求医,千万不可疏忽麻痹。

积极治疗晚期产后出血

晚期产后出血是指分娩 24 小时后，在产褥期内发生的子宫出血，或于分娩后数日突然大量出血，剖宫产后出血可发生在产褥末期，伴头晕乏力，面色苍白等贫血症状。严重者可致失血性休克，危及生命。其原因主要有胎盘胎膜残留、宫内感染、子宫复旧不良，或剖宫产术后子宫切口愈合不良等。失血过多可致严重贫血或休克，危及产妇生命。一旦发现大量出血，应立即送产妇去医院。

严密防范急性乳腺炎

急性乳腺炎俗称"奶疖"，中医称为"乳痈"，病人多为初产妇。

许多产妇由于产后初次接触婴儿，常常手忙脚乱，加上未能熟练掌握哺乳的技巧，不了解婴儿吃奶的习惯，往往在哺乳时未让婴儿将乳汁吸尽，致使乳汁淤积在乳腺小叶中。一旦乳头发生皲裂，再次哺乳时会引起剧烈疼痛，更影响产妇的充分哺乳。此外，有些产妇的乳头发育不良，如乳头内陷，也有碍哺乳的进行。初产妇的乳汁中含有比较多的脱落上皮细胞，更容易引起乳管的阻塞，使乳汁淤积加重。乳汁的淤积又往往使乳腺组织的活力降低，为入侵细菌的生长繁殖创造了有利的条件，如不及时疏通极易引发乳腺炎。

急性乳腺炎常常发生在产后第 3 ~ 4 周，发病初期病人有高热、发抖、患侧乳房肿大、疼痛、哺乳时疼痛更加剧烈。局部皮肤发红，并有硬块。如不及时治疗，炎症进一步发展会形成脓肿，这时肿块发软，摸上去有波动感。如果在早期进行积极治疗，是可以防止炎症蔓延，而且能很快痊愈的。

乳腺发炎以后，患病的乳房应停止哺乳，并用吸奶器将乳汁吸尽。局部可用热毛巾湿敷，每天 3 ~ 4 次，每次 15 ~ 20 分钟，或用金黄散外敷，口服或注射抗生素。形成脓肿后需要切开排脓。

预防急性乳腺炎要注意：在产后最初几天，要保证早吸吮、勤吸吮、按需哺乳；学会正确的喂奶姿势；尽可能不要给婴儿吸吮奶嘴，以免造成乳头错觉；即便母乳不够，也要让婴儿充分吸吮两侧乳房后，才可加喂代乳品。一旦发生乳汁淤积，应及时排空乳房，自己挤奶有困难的产妇要及早到医院就诊，以防发生乳腺炎。

产后摆脱"妈妈腕"

新妈妈在享受着"初为人母"的甜蜜时，也开始了忙碌的生活。宝宝无处不需要妈妈的关怀和照顾，可是妈妈的腕却累坏了……

·轻松摆脱"妈妈腕"

（1）可用湿毛巾热敷腕部，以增加局部血液循环，促进炎症吸收。热敷可以每天 2~3 次，每次 20~30 分钟。

（2）用一只手轻柔地按摩另侧腕关节 2 ~ 3 分钟。

（3）用拇指点按另侧腕关节痛点，同时另侧腕关节做旋转运动1~2分钟。

（4）双手五指相互交叉，做摇晃腕部运动，约2分钟。

（5）用一只手拇指按另一只手侧腕关节4周，按压2～3次后，再做另一侧腕关节。进行上述治疗，部分病人在1个月内症状得到改善，坚持下去会很快痊愈。

六 产后保健操的8个注意事项

（1）征得医生、护士的许可，要在她们的指导下进行。体质虚弱、有较严重贫血及其他产后并发症、产褥感染等情况的产妇，不宜着急做产后保健操。

（2）配合体力的恢复，从轻微的运动开始，逐渐地加大运动量，以不过度疲劳为限。

（3）室内空气要新鲜，锻炼时心情愉快，温度适宜，轻装锻炼。

（4）饭后1个小时才能进行运动，而且不要吃得太饱，运动后要注意补充水分。做操之前应排空大、小便。

（5）剖宫术后从拆线1周后开始。

（6）会阴切开或有裂伤者，在未恢复前，避免进行盆底肌肉恢复的锻炼。

（7）腹直肌分离的人，绑上腹带后锻炼为宜。

（8）记住坚持每日锻炼是很重要的。

产后第一天的保健操

1. 足部运动

仰卧位，双手放在两侧，腿伸直，脚跟着地，脚尖伸直，脚尖向内侧屈曲，使两脚掌相对，脚背伸直，两脚掌相对，以踝部为轴心，双脚做内外活动。重复10次，每天2遍。

2. 手指的运动

伸直手臂，用力握拳，然后把手尽量地张开，重复10次，每天2遍。

3. 按揉腹部运动

仰卧位，屈膝，平静呼吸，两手掌在腹部做圆圈式按揉，手下可触及球形的子宫，逆时针按揉5次，再顺时针按揉5次，每天2遍。

产后第二天的保健操

1. 提肛运动

仰卧屈膝，双脚并拢，收缩肛门，如同控制排便，重复3次，随着产后天数增加可逐渐增加次数，每天做2遍。如果会阴部有不适感或疼痛，可延迟做此项运动。

2. 舒展运动

俯卧位，在头部和小腿下垫枕头，采用此种姿势充分舒展，放松休息30分钟。

3. 仰卧抬头运动

撤掉枕头，双腿并拢伸直，一只手放在腹部，另一只手放在旁边。抬头，使眼睛能看到腹部上的手，稍停后复原。每只手各做 5 次，每天 2 遍。

4. 腹部锻炼

仰卧位，将手放在胸部，两腿并拢，屈膝，脚掌平放在床上，双手轻轻地放在胸口上，闭嘴，慢慢地做深吸气收腹动作，然后轻轻呼气，也就是运用腹肌慢而深地呼吸，重复 10 次，每日 2 遍。产后第 2 天开始做至第 4 周末。有利于恢复松弛的腹部，增加腹肌弹性。

产后第三天的保健操

俯卧位，在头部和小腿下垫枕头，采用此种姿势充分舒展，放松休息 30 分钟。

1. 腹背运动

仰卧位，深吸气，两臂伸直，两手触碰双膝，保持数秒，然后放松。重复 5 次，每天 2 遍。

2. 下肢运动

仰卧位，双腿伸直，抬起左下肢，大腿与身体成 90° 角，然后屈膝，使小腿与大腿成 90° 角，再伸直放平，换成右下肢。重复 5 次，每天 2 遍。

3. 颈部运动

仰卧位，保持身体呈直线，其他部位不动，抬起头尽量弯向胸部，重复 5 次，每天 2 遍，产后第 3 天开始做至第 4 周末。有利于颈部和背部肌肉的舒展。

4. 胸部锻炼

仰卧位，两手臂左右伸平，上举至胸前，两手掌合拢,然后保持手臂伸直放回原处,重复5次,每日2遍,产后第3天开始做至第四周末。增加肺活量,并使乳房恢复较好的弹性。

产后第四天的保健操

1. 腹肌运动

仰卧位,双手放在背下,在背部和床面之间留个缝隙。不要停止呼吸,慢慢地绷紧腹部肌肉,使背部和床面间的缝隙变小。重复10次,每天2遍。

2. 骨盆运动

仰卧位,屈膝,两脚掌平放于床上,双手放在腰部保持双膝伸直的状态,右腰挺起,左腰收回,坚持一两秒钟,再恢复原状。每遍双腿交替各做5次,每天2遍。

3. 绷紧腿运动

脚尖交叉,上边的脚轻轻地叩打下边的脚两三次,然后像绷紧腰部肌肉似的使大腿紧张,两腿内收,猛然绷直到脚尖。保持此状态呼吸一次,再缓缓放松,恢复原状。左右各做5次,共计10次,每天2遍。

产后第五天至第七天的保健操

1. 抬腿的运动

仰卧位,屈膝,脚掌平放在床上,大腿与床面呈直角,呼吸一次,抬腿使大腿更加靠近腹部,大腿恢复到与床面呈直角的位置,同时小腿伸直,一呼一吸后放下。两腿交替各5次,共计10次,每天2遍。

产后一周后的保健操

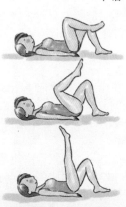

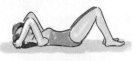

3. 仰卧起坐

屈膝仰卧，把手伸向身体的前方，起来再慢慢地躺下，产后1周开始。腹肌力量稍微增加后，做仰卧起坐，仰卧位，双手环抱头，上身坐起，肘部尽量向膝部靠近，反复5次，每天2遍，产后第14天开始做至第六周末。促进盆底及腹部肌肉的收缩

1. 腿部运动

仰卧位，将一条腿缓慢抬高与身体垂直，缓慢放下，另一条腿做相同动作，左右交替各5次，共10次，可加用将两腿同时抬起的动作5次，每天2遍，产后第10天开始做至第4周末。增进腹部及臀部肌肉的收缩，使腿部曲线得到恢复

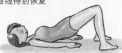

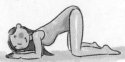

2. 盆底肌肉收缩运动

仰卧位，屈膝呈直角，两膝并拢，两脚分开，肩部支撑，挺起身体，抬高臀部，同时收缩臀部及盆底肌肉，重复5次，每天2遍，产后第14天开始做至第6周末。对盆底肌肉张力的恢复，以及预防子宫脱垂及增强性功能都十分有益

4. 膝胸卧位

身体呈现跪伏姿势，头侧向一边，双手伏于床上，屈臂，两腿分开与肩宽，大腿与床面垂直，此动作保持3～10分钟，每天2次，产后第14天开始做，不宜过早进行。若产后身体弱，也可用俯卧30分钟代替。可以帮助子宫恢复正常位置

273

2. 按摩上肢运动

用手掌和手指从上到下按摩上肢的外侧，然后用相同的要领按摩上肢的内侧，左右交替共计 10 次，每天 2 遍。

3. 扭动骨盆运动

仰卧位，屈膝，脚掌平放在床上，手掌向下平放在两侧，双腿并拢，先向右侧倒，呼吸一次后，再向左侧倒，左右各 5 次，每日 2 遍。

4. 起落手臂的运动

仰卧位，双手平伸，深吸气，一边呼气，一边两手上举起，直到胸部上方，手掌合拢，再吸气，同时手臂恢复原状，重复 5 次，每天 2 遍。

5. 臀部运动

仰卧位，一侧膝关节弯曲，让大腿尽量靠近腹部，脚尖绷紧，脚跟紧贴臀部，伸直放下，左右各 5 次，共 10 次，每天 2 遍，产后第 7 天开始做至第 4 周末，可促进臀部和大腿肌肉弹性的恢复。

七 新妈妈从抑郁阴霾中走出来

产后抑郁的 6 大原因

1. 内分泌变化的影响

妊娠后期，孕妈妈体内雌激素孕酮、皮质激素、甲状腺素也不同程度增多，孕妈妈会产生幸福愉悦的感觉，但是孩子出生后，这些激素迅速下降，造成内分泌系统发生变化，产生抑郁症状。

2. 妈妈或宝贝生病

研究表明，疾病导致的极度紧张也会诱发抑郁症。早产、产褥期的疾病或并发症给妈妈带来极大压力，容易诱发产后抑郁。她们一方面担心早产儿今后的健康问题，另一方面自己心理上也没有完全做好当妈妈的准备。

3. 家人的压力

丈夫或其他亲属对孩子的性别不满意，以及丈夫的不良表现容易给妈妈带来压力和委屈情绪。

4. 睡眠不佳

很多妈妈无论白天晚上都是自己带孩子，容易产生委屈、烦躁、易怒的情绪，甚至在繁忙的夜晚和寂寞的清晨，产生对丈夫和无辜宝贝的怨恨。

5. 经济原因

有的家庭可能在妈妈怀孕期间经济上陷入了困境，新妈妈很担心有了小宝贝后的生活问题。

6. 有些问题往往出现在产前

有些妈妈生产前就曾患抑郁症，这样的妈妈容易在产后复发抑郁。还有的妈妈对是否要小孩的问题十分矛盾，或者由于某些家庭或社会压力才要小孩，这样的妈妈在产后更容易心理失衡。

精心护理新生儿

一 细心观察新生小宝贝

新生儿第一周的 5 个生理变化

1. 生理性黄疸

新生儿黄疸一般在生后第 3 天开始。这是由于胎儿生活在母亲子宫内时氧气不够充足，用增加红细胞来输送氧气给各个器官、组织。当婴儿出生后，自然环境中的氧气充分，无须那么多红细胞携氧，多余的红细胞就必然要被处理掉。在这一过程中，造成皮肤发黄的"未结合胆红素"要靠肝脏中的酶的作用变成"结合胆红素"才能排出体外。而婴儿的转氨酶还不成熟、肠道内菌群尚未建立、胎粪排泄慢等原因使得"未结合胆红素"不能迅速地结合、转运和排泄，最终造成孩子黄疸。足月新生儿 60% 左右，早产儿 80% 左右都会出现这一现象。但生理性黄疸一般 7 ~ 10 天会自行消失，家长无须着急。

2. 脐带脱落

新生儿出生后 1 周内，一般 4 ~ 7 天脐带会脱落。有时由于出生时脐带结扎过松会造成脐带脱落延迟，你也不必性急。保持脐周清洁、干燥，几天后脐带自然会脱落。

3. 胎便全部排出

新生儿出生后 3 ~ 4 天就不再排黑乎乎的胎便了，取而代之的是黄色糊状大便。这告诉我们：胎便排尽了，孩子肠道通畅无阻。

4. 乳房肿大

第一周的婴儿常常会见到乳房肿大，无论男孩、女孩皆是如此。这是受母体内分泌激素影响所致。催乳素、孕酮等激素不仅使新生儿乳房肿大，还可导致泌乳。这种生理现象 2 ~ 3 周就会自行消退，不需治疗。此时不可挤压和按揉婴儿乳房，否则会因感染而引起乳腺炎，甚至发展为败血症，危及生命。

5. 女婴阴道流血

这是由于女婴未出生时体内雌激素水平和母体一致，阴道上皮和子宫内膜发生增生，分娩后来自母体的雌激素中断了，增生的组织会自行脱落，这和成年女子来月经的原理是一样的，故有人称之为"假月经"。这种情况出血量不多，3 ~ 4 天自然消失，无须特殊处理。家长只需在女婴排大小便后清洁外阴和臀部即可。

宝宝"嘘嘘尿"，妈妈看颜色

正常新生儿在出生后 12 小时内应排出第一次小便。开始时尿量少，以后逐渐增多。每日小便可达 10 ~ 15 次，每次尿量约 20 毫升，为淡黄色或无色、清亮透明、无异味。

有的新生儿由于吃奶较少或体内水分丢失多，而出现尿少。在这种情况下可让婴儿尽量多吸吮母乳（人工喂养儿要注意喂水），尿量便会多起来，一般每日排尿不应少于6次。

如果新生儿排尿的次数明显减少，且尿的颜色异常（红色或深黄色）、气味异常（有臭味、霉味），应及时到医院检查。

二 正确哺乳，你做对了吗

哺乳成功的攻略

既然母乳有这么多的优点，那怎样才能成功地进行母乳喂养呢？产妇自己对哺乳重要性的了解，是提高哺乳质量的关键。在这一关系到人类素质优劣的巨大工程中，产妇扮演者极为重要的角色，因为产妇自己就可提高泌乳质量，而且有许多切实有效、简便易行的技巧可以采用。目前公认有效的方法有如下几种：

1. 尽早让宝宝吸吮

婴儿娩出之后，产妇可谓大功告成，而产程中的痛苦和劳累，往往使产妇忽略关心婴儿。有人认为，休息是当务之急，其实这是错误的。产妇适当休息之后，即应担当起养育婴儿的重任，及时让婴儿吸吮奶头，这对产妇和乳房充盈都是十分重要的。一般情况下，婴儿生出半小时即可进行哺乳，每次可持续半小时，即使没有乳汁也应哺乳。除白天让婴儿有足够的哺乳次数外，应注意夜间喂养。因为夜间催乳素的产生是白天的 50 倍。通过频繁的乳头刺激，既有利于反射地引起子宫收缩，减少出血，又有利于泌乳系统分泌更多的催乳素，从而利于增加乳汁和乳母的康复，也有利于增加母子感情。据临床对比观察，早吸吮比晚吸吮的泌乳状况要好得多。

2. 适当增加产妇营养是乳房充盈的重要保证

乳汁来源自母体、取决母体对营养摄入的多少。大量的资料证明，肉类、蛋类及豆制品食物具有丰富的营养成分，及时、适量、科学地补养母体不仅仅使产程中的消耗得到补充，而且为乳汁分泌创造了极其重要的条件。据临床对比观察，每日食用两餐肉类、蛋类及豆制品者，比每日只食用一餐该类食物者的乳汁要好得多。软食、汤类、鱼类食物易于母体消化吸收，对增加泌乳也很有好处。

3. 正确的哺乳方法

由于我国一胎率高，产妇绝大多数没有哺乳经历，作为产妇应多多听取医务人员的宣传教育，正确掌握哺乳要领。在有经验人员的指导下，做到哺乳时手呈 C 字形将乳房轻轻托起以利于排乳。切忌剪刀式固定乳房，两侧乳房应交替哺乳，以免两侧乳房不对称，影响将来的美观。对于乳头凹陷或较短者，应避免在口腔负压下拉出乳头，以防止引起乳头疼痛和损伤。哺乳结束后，可挤少量的乳汁均匀地涂抹在乳头上，以保护乳头表皮。喂饱婴儿后，乳头应及时脱离婴儿口腔。进行哺乳的产妇内上衣应该穿软布料衣衫，不宜穿化纤、粗糙类衣服，以免对乳头产生不良刺激。

4. 注意哺乳细节

在哺乳初期乳量不足时，特别是在婴儿出生后1个月之内，应尽量不要使用奶瓶哺乳，以避免婴儿出现乳头错觉，发生拒绝吸吮母乳的现象。在婴儿吮吸乳头的时候，应该使其含住大部分乳晕，因为压迫乳晕有利于刺激乳汁分泌及流出。同时，还应该注意两个乳房轮流喂哺，除避免两个乳房不等大之外，还可以保证营养全面均衡。婴儿在1天内可以从两边的乳房获得大致等量的奶水，既能吃到前奶，也可吃到后奶，营养全面，不仅利于婴儿的生长发育，也有利于乳汁的正常分泌与"休整"。

5. 母婴同室

有人曾认为，婴儿刚刚娩出，那频繁的哭闹声会影响母亲休息，故采取母婴分离的办法，只是在喂奶时方才回到母亲身边。其实，这样做对乳母、婴儿均不利。母子触摸、婴儿哭闹、母子对视、婴儿气味等，不仅可以增进母婴感情，还是一个个良好的刺激信号，这种信号可有效地刺激泌乳系统，使催乳素增高，乳汁分泌自然状如涌泉。据有关资料统计，产妇的泌乳时间，母婴同室组在48小时之内泌乳率为82.5%以上，非母婴同室组产妇泌乳率仅为10.5%，两者差异显著。

在泌乳量上，母婴同室比非母婴同室组要好得多。

6. 不定时喂奶，按需供给

以往有不少人认为，定时喂奶有利于乳汁大量分泌，其实不然。不定时喂奶，可因婴儿频频吸吮、刺激、及时排空乳房而更利于反射地引起大量的催乳素释放。医务人员曾做过临床试验，将同样条件的产妇，按定时和不定时喂奶的分为两组进行观察。结果在 24 小时乳房充盈者中，定时喂奶的仅占 3.4%，不定时喂奶的则高达 65.6%，证明不定时喂奶者的乳房明显比定时者更充盈。

7. 充分排空乳房

很多产妇认为，乳房排空了，乳汁就会越产越少。其实这种观点是错误的。充分排空乳房，会有效刺激催乳素的大量分泌，可以产生更多的乳汁。在一般情况下，可以使用传统的手法挤奶或使用吸奶器吸奶，这样可以充分排空乳房中的乳汁。当然，如果有条件也可以使用优良品牌的电动吸奶器，这种吸奶器能科学地模拟婴儿的吸吮频率和吸力，能更有效地达到刺激乳汁分泌的目的。

8. 保持乳房健康有利于泌乳

健康的乳房、乳腺，是泌乳的基本条件。保持乳房特别是乳头卫生，防止乳房受挤压、损伤，对有效地提高泌乳质量是极其重要的。产后宜经常用开水清洗，切忌使用肥皂、酒精、洗涤剂等，以免造成乳头干燥皲裂。对于乳汁分泌不足或乳房胀痛不适者，可轻轻按摩，以促进乳房血液循环和乳汁分泌。一旦出现乳头感染，应及时采取积极措施，防止乳腺炎的发生。

婴儿吐奶怎么办

婴儿吐奶的现象较为常见。由于婴儿的胃呈水平位，容量小，连接食管处的贲门较宽，不容易关闭，而且连接小肠处的幽门较紧。婴儿吃奶时如果吸入空气较多，奶液容易倒流入口腔，引起吐奶。如果吐奶严重，往往影响婴儿对乳汁的"兴趣"，同时对乳房保健也是不利的。其实，只要注意哺乳方法，吐奶是完全可以避免的。

首先要采取合适的喂奶姿势，尽量抱起婴儿喂奶，让婴儿的身体处于45℃左右的倾斜状态，胃里的奶液自然流入小肠，这样会比平躺着喂奶要好，可减少吐奶的发生。

其次，喂奶之后注意让婴儿简单"消化"一下，把胃中的空气排出。可在哺乳后将婴儿竖直抱起，并轻拍婴儿后背，让婴儿通过打嗝的方式排出吸奶时一并吸入胃里的空气，然后再把婴儿放到床上，一般就不会出现吐奶现象了。

再次，哺乳后不宜马上让婴儿仰卧，而是应当侧卧一会儿，然后再改为仰卧，即使仰卧也要保持上身较高的位置。当然，每次的哺乳量不宜过多，间隔时间不宜过短。

婴儿发生吐奶，如果没有其他异常，一般不会影响婴儿的生长发育。如果所吐的奶是豆腐渣状，属于奶与胃酸起作用的结果，为正常现象。假如婴儿呕吐频繁，且吐出黄绿色、咖啡色液体，或伴有发热、腹泻等症状，则属于病态，应该去医院及时就诊。

宝宝"拒奶"的原因与防护

有的孩子平时吃母乳吃得很好，可突然之间，他会不肯再吃母乳了，或吃几口后大哭，弄得妈妈心急如焚：既担心宝宝饿着，又担心宝宝是不是出了什么毛病。这时，妈妈最好耐心地从以下几方面寻找原因。

1. 母亲的饮食行为

哺乳母亲所吃的食物的味道，约 2 小时后就会进入奶水中。孩子对母乳的味道特别敏感，如果他不喜欢这种味道或吃奶后引起不舒服（腹痛、腹胀、过敏等），则会出现拒乳、哭闹不安的情况。

（1）找出可疑食物：大多数孩子都是在妈妈大量吃某种食物时才会觉得不舒服。所以，妈妈应列出食物清单，并记录孩子的症状（如哭闹不安、腹痛、腹胀、腹泻等），及时纠正饮食习惯。

（2）确认可疑食物：一般因食物引起的不舒服，可持续存在于妈妈进食后 24 小时内。如果在停吃可疑食物后，孩子症状减轻或消失，再吃可疑食物时，孩子 24 小时内又出现不适，则可基本确认，以后应暂时避免吃这种食物。

（3）常见的可疑食物：辛辣食物（辣椒、蒜、姜、韭菜等）；容易胀气的食物（妈妈吃后易引起胀气的食物，孩子也会出现胀气，如豆芽菜、洋葱、萝卜等）；乳制品；农药和污染物（来自污染水域的鱼，有残留农药的蔬菜、水果等）；含咖啡因的食物（咖啡、浓茶等）。食用特殊食物时，不要一次吃得太多。大部分孩子对食物的敏感是与量有关的，少量进食可减少过敏机会。

2. 乳汁来得太慢

在孩子非常饥饿时，会因乳汁来得过慢而气恼。尤其是脾气急躁的孩子，吃几口后大哭，拒绝继续吃奶。这时母亲可以热敷乳房，挤出少许奶，刺激排乳反射，使孩子尽快吃到乳汁。

3. 母亲变化

在母亲月经期，由于体内激素的变化，可能会影响母乳的味道。孩子感觉吃的奶不对味，就会哭闹不安。同时，母亲紧张、焦躁不安的情绪，也会影响孩子吃奶。3～12个月的婴儿，可用拒绝吸奶的方式来表达他们不高兴的心情。如母亲开始上班与

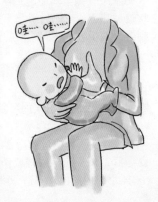

婴儿分离、换了新环境或新阿姨，母亲生病或来月经，母亲身上化妆品的气味等。

4. 喂养方法不正确

有时喂奶姿势不正确，婴儿感到不舒服，或奶太多、流出太快、婴儿来不及吞咽，也会发生"拒奶"。

5. 孩子的情况

婴儿不舒服时可能"拒奶"，除了"拒奶"或吸吮力减弱外，还伴有其他症状，如呕吐、腹泻、皮肤发黄、精神不振等。有时，婴儿有产伤，喂奶时压痛了伤处，或患有鹅口疮的婴儿吸吮时会感到疼痛，也会"拒奶"。婴儿因鼻子堵、呼吸不畅或母亲用了过量镇静药也会引起婴儿"拒奶"。突如其来的响声和震动也会引起婴儿的警觉而停止吸奶。

针对婴儿拒奶的原因，父母亲可以采取有效的处理方法。婴儿生病时，应及时就医；婴儿鼻塞时，可滴 1～2 滴生理盐水，然后用专门的婴儿用品吸出鼻痂；不给婴儿用奶瓶或奶嘴；掌握正确的喂奶方法；母亲的奶水过多，流速过快时，可在喂奶前挤出一些奶，或喂奶时用食指和中指放在乳晕外，夹住乳房以减慢乳汁流速。母亲应尽量多地亲自护理婴儿，经常抱婴儿，减少母婴分开的时间，更多地了解婴儿的脾气和生活习性，不断增进母子感情。

哺乳期的妇女忌用的药物

当哺乳期妇女用药的时候，往往只着重考虑药物是否影响乳汁分泌，很少考虑药物对婴儿的影响，或者根本不知道哪些药物对婴儿有影响。事实上，很多药物可随母亲乳汁进入婴儿体内，从而对乳婴产生影响。尽管有的药物进入乳汁的浓度很低，但对于体稚身软的乳婴来说，其危害很大。

以下药物是哺乳期妇女应忌用或禁用的：中药炒麦芽、花椒、芒硝等，西药左旋多巴、麦角新碱、雌激素、维生素 B_6、阿托品类和利尿药物。这些药能使母亲退乳，因此母亲在哺乳期中不可轻易服用。

青霉素族抗生素，包括青霉素、新青霉素Ⅱ、新青霉素Ⅲ、氨基青霉素等。这类药很少进入乳汁，但在极个别情况下可引起婴儿过敏反应，应予以注意。

磺胺类药物，如磺胺异恶唑、磺胺嘧啶、磺胺甲基异恶唑、磺胺脒、丙磺舒、甲氧苄啶、磺胺间甲氧嘧啶、双嘧啶片、复方新诺明等。磺胺类药物属弱酸性，不易进入乳汁，对婴儿无明显的不良影响。但是，鉴于婴儿药物代谢酶系统发育不完善，肝脏解毒功能差，即使少量药物被吸收到婴儿体内，也能产生有害影响，导致血浆内游离胆红素增多；还可使某些缺少葡萄糖6-磷酸脱氢酶的乳幼儿发生溶血性贫血。所以，在哺乳期不宜长期、大量使用此类药，尤其是长效磺胺制剂，更应该限制。

异烟肼（雷米封），对婴儿尚无肯定的不良作用，但由于抗结核药需长期使用，为避免对婴儿产生不良影响，最好改用其他药物或停止哺乳。

甲硝唑，为广谱抗菌药，常用于治疗滴虫性阴道炎及厌氧菌感染。口服后虽然对婴儿的损害尚未最后肯定，但仍主张最好不用。

氯霉素，乳儿特别是新生儿，肝脏解毒功能尚未健全，若通过乳汁吸入氯霉素，容易发生乳儿中毒，抑制骨髓功能，引起白细胞减少，甚至引起致命的"灰婴综合征"，应禁用。

四环素和多西环素，这两种药都是脂溶性药物，易进入乳汁。特别是四环素可导致乳儿牙齿受损、釉质发育不全，引起永久性的牙齿发黄，并可使乳幼儿出现黄疸，所以也应禁用。

氨基比林及含氨基比林的药物，如匹米诺定（索米痛片）、撒烈痛片（复方氨非那林片）、阿尼利定等，能很快进入乳汁，应忌用。

硫酸阿托品、硫酸庆大霉素、硫酸链霉素等药物，在乳汁中浓度比较高，可使婴儿听力降低，应忌用。

抗甲状腺药物甲硫氧嘧啶，可由母乳而抑制婴儿的甲状腺功能。口服硫脲嘧啶，可导致婴儿甲状腺肿和颗粒性白细胞缺乏症，故应禁用。

抗病毒药金刚烷胺，常有医生将它开给病人抗感冒。哺乳母亲服此药后，可致婴儿呕吐、皮疹和尿潴留，应禁用。

哺乳母亲患了癌瘤，应停止哺乳，否则抗癌药物随乳汁进入婴儿体内会引起骨髓受抑制，出现颗粒性白细胞减少。

11 种不宜哺乳的母亲

母乳是最为理想的婴儿食品。但是，在某些特殊情况下，不宜用母乳喂养。

1. 心脏疾患

心功能较差（Ⅲ、Ⅳ级）的产妇，因为产后心血管发生了很大变化，血液重新分配，乳房和内脏血液增多，心排出量增加，加重了心脏的负担，产妇往往难以适应，容易发生心力衰竭，故一般不宜喂奶。如果孕期及产后心功能均较好，可以喂奶。

2. 肾脏疾患

严重肾功能不全的产妇应忌母乳喂养，因为哺乳会加重肾脏负担。肾移植术后的母亲往往体质较差，即使肾功能正常，因长期服用免疫抑制剂可通过乳汁影响婴儿健康，故不可以喂奶。

3. 高血压病

高血压伴心、脑、肝、肾等重要脏器功能损害者，抗高血压的药物会进入乳汁对婴儿产生不良影响，同时利尿药物会减少甚至抑制乳汁的分泌。

4. 糖尿病

糖尿病伴严重脏器功能损害者、伴尿酮症者，如酮体进入乳汁会导致婴儿肝脏大，所以不易喂奶。但妊娠糖尿病完全可以喂奶，哺乳有抗糖尿病的作用，哺乳母亲的血糖会自然降低而无须增加胰岛素的用量。

5. 传染病

各种传染病的急性期，如各类肝炎的传染期、肺结核的传染期，不宜喂奶，以减少母体的消耗及新生儿的感染。

6. 精神疾患

需要药物治疗的严重的精神病及产后抑郁症的母亲，不宜母乳喂养。

7. 癫痫

生产后仍有癫痫发作的母亲，一方面抗癫痫药物对婴儿有不利影响；另一方面癫痫发作时婴儿安全得不到保障。

8. 遗传性代谢性疾病

患有遗传性代谢性疾病的母亲，如患苯丙酮尿症母亲的血液中含有较多的苯丙酮酸，可以进入乳汁，婴儿吃了这种奶，苯丙酮酸就会存在于体内，抑制了大脑的发育而导致智力低下，使原本已带有这种基因的婴儿变得更加愚笨，因此不要喂奶。

9. 产时或生产后有严重并发症

如生产出血过多身体虚弱，产后高热及严重的产褥感染等，可以暂时不喂，待身体好转后即可喂奶。

10. 甲状腺功能亢进

甲状腺功能亢进的母亲，如产后仍然需要继续服用抗甲状腺的药物，应该根据病情及服药种类、剂量，在医生指导下决定是否母乳喂养。

11. 性病

患性病的母亲，如淋病在产前未治愈，产后即使乳汁中无淋病双球菌，但通过密切接触也可以传染，所以暂时不宜母乳喂养，待治愈后再喂母乳。尚未治愈而又确实需要喂奶时，要注意严密消毒，特别要注意保护婴儿的眼睛和外阴部。梅毒可以通过胎盘及乳汁进行传播，不可哺乳，必须经过正规治疗后才可以哺乳。

三 小宝贝，大学问——科学护理新生儿

宝宝的饮水量

宝宝处于生长发育的关键期，新陈代谢旺盛，对水的需求量较大。因此，在注重宝宝营养吸收的同时，还要科学地为宝宝补水。水是宝宝健康发育的保证，能够帮助其维持体内各种物质的平衡状态，调节体温、促进新陈代谢。

宝宝每日每千克体重需要水 120～160 毫升，主要是从母乳、牛奶等食物中获得。母乳的矿物质含量适度，不会超出宝宝的负载，且母乳中含有大量的前奶，能提供充足的水分。因此，母乳喂养的宝宝在添加辅食前，通常情况不需要额外补充水分。

人工喂养的宝宝，由于配方奶粉里矿物质的含量比母乳大，超出身体需要的多余矿物质须排出体外，

但宝宝的肾脏功能尚未发育成熟，需要有充足的水分才能完成排泄任务。如果水分不足，肾脏就不能正常完成任务，即使勉强完成了，也会损伤肾脏功能。虽然牛奶中含有一定量的水分，但宝宝新陈代谢快，容易导致体内水分不足。因此，对人工喂养的宝宝，在喂奶之外应适当补充水分，以维持正常的生理需要。

对于宝宝的饮水量，父母可灵活掌握，根据具体情况制订具体实施方案。在炎热的夏天，宝宝体内水分蒸发速度会加快，不仅人工喂养的宝宝要补充水分，母乳喂养的宝宝也要补充一定剂量的水分。除此之外，宝宝生病期间，也会因发热、腹泻等因素，使体内水分流失较多，此时补充水分不仅能满足正常的生理需要，还有利于宝宝排出体内有害物质，减轻病情。当然，水分的补充也有一定的尺度，过多过快地补充水分，不仅不利于宝宝的健康，还会加重宝宝肾脏功能的负担。

应该怎样给新生儿洗澡

·洗澡步骤

（1）新生儿出生后便可每天洗澡，时间应在早晨喂奶前或喂奶后1小时。夏季1～2次/日；春、秋、冬1次/日或1～2次/周，并且要常擦颈、腋下、臀部等皮肤皱褶处。

（2）备浴盆、盆架、浴巾、小巾、爽身粉、婴儿浴液和润肤露等。

新生儿洗澡步骤

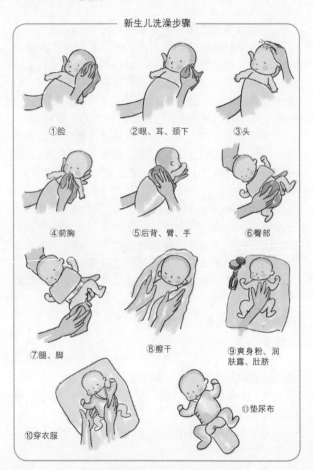

①脸

②眼、耳、颈下

③头

④前胸

⑤后背、臂、手

⑥臀部

⑦腿、脚

⑧擦干

⑨爽身粉、润肤露、肚脐

⑩穿衣服

⑪垫尿布

（3）室温 26 ~ 28℃；水温 38 ~ 40℃，沐浴前应用手背或肘部试温。

（4）抱洗时，防止摔伤；头上鳞状斑块，不可强行祛除，耳、眼、鼻、口不得入水；盆洗时，托稳不可使头部落进水中，防止呛水生病。

（5）患肺炎、呼吸心力衰竭、皮肤损害等严重疾病时不宜洗澡。

新生儿脐带未脱落时不能放水中洗澡，以免脐带感染。脐带脱落后，可坐躺在盆架上洗。先洗上身并包好下身，用左肘部和腰部夹住小屁股，左手臂托住背和头，拇指和中指分别堵耳，用小手巾沾水轻轻洗。

顺序：上身脸→眼→耳→颈下→前胸→后背→臂和手。下身（上身包裹，头靠在左肘窝，左手握左大腿）臀部→腿→脚。

洗完→擦干→爽身粉→润肤露→肚脐（擦干、消毒、脱碘）→穿衣服→垫尿布→结束。

·勤洗小屁屁

每次为宝贝换纸尿裤或者尿布后，都要用婴儿湿巾擦拭宝贝的小屁屁，尤其是女宝宝，要从前向后擦，防止细菌进入尿道，引发感染。如果宝贝拉臭臭了，最好用清水清洗，并且及时涂护臀膏，防止发生尿布疹。

帮助父母理解宝贝的哭声

面对哭得上气不接下气或是哭声一阵比一阵紧的宝贝，父母常常会十分困惑，心里也非常紧张……应该怎么办？

婴儿的哭声多种多样，父母最好学会聆听。研究表明，啼哭是婴儿表达自己以及与人沟通的最有效的方法。一般来讲，婴儿的啼哭可以表现出自身的生理需求、心理需求和疾病等三种情况：

1. 生理需求性啼哭

包括尿布湿了、饿了、渴了、热了、冷了、太不安静了、光线太亮或太暗了等。这些啼哭是人的本能反应，通常哭声比较婉转悦耳，富有感情，扣人心弦，有一种倾诉之感。只要给予满足，婴儿马上就会停止啼哭。

2. 心理需求性啼哭

往往见于那些出生后比较难带的婴儿。这些婴儿通常性情敏感，对周围环境的适应性较差，平时容易被惊吓，总是喜欢盯着大人，或是伸出双手想要人抱着，或要有人陪伴。心理需求性啼哭的哭声一般较小，只要大人多陪伴或多逗着玩，婴儿的情绪就会好转，因为能使婴儿感到满足。随着婴儿的生长发育特别是到了 6 个月后，肢体的活动日益增多，生理需求性啼哭会逐渐减少，而表达情绪的啼哭则会越来越多。

3. 疾病性啼哭

大多表现出哭声要比平时尖锐、凄厉，难以哄住，比如换了干尿布、喂了奶或抱起来还是不住地哭，还常常在啼哭时有蹬腿动作，烦躁不安。而后，哭声越来越弱，越来越少，最终可能无声啼哭乃至不哭。通常便秘（以夜间啼哭为多）、肠套叠（因腹痛而啼哭）、关节脱位或骨折（常会哭声不止）、中耳炎（一碰耳朵即大哭不止）、颅内出血（高音调、短促而直的尖叫性啼哭）等病痛，都会使婴儿出现异常啼哭，哭声也是判断新生儿疾病轻重的一个重要标志。

当啼哭实在找不到原因时，父母仔细检查一下婴儿的全身，如颈下、腋下、腹股沟等部位，以了解有无皮肤糜烂、溃疡或炎症。如果是男婴，还要注意观察一下脐部或腹股沟处，看看是否发生了嵌顿性疝气等急症。

既要保暖，也要防热

·保暖

新生儿皮下脂肪少，排汗散热能力弱，身体对外界温度变化的调节能力差，所以，新生儿的体温极不稳定。在过分保暖的情况下，体温可上升到40℃，甚至引起抽搐。在寒冷的冬季，如果保暖不好，体温就会下降，全身冰凉，甚至皮肤硬肿。因此，对新生儿应保持适当室温。外界环境要暖和，冬天室内温度最低保持在20～22℃。夏天室内要通风，但避免直接吹到小儿，也可在地上洒水或放盆冷水吸热。新生儿不要包得太紧，捂得太严。寒冬季节，室内要有取暖装置，如暖气、生炉火、烧热炕等。如果室温不够，小儿手脚冰凉时，可以在新生儿棉被下放热水袋。

·防热

有些缺乏知识的家长错误地认为，孩子发热是风寒所致，于是就层层加被，甚至暖在怀里。这种"火上浇油"的做法极易导致"热极生风"，百害而无一利。遇此情况，父母应针对小儿病因进行处理。适当降低环境温度，调好温箱，必要时室内放置冰块、电风扇，但应避免直吹患儿。用冰袋或冷水袋在小儿头部降温，或用温热水擦浴。如采用上述措施无效，又有抽搐倾向者，可进行酒精擦浴。要给小儿多喂水，有助于降低体温。

通常不用阿司匹林之类的退热药，因新生儿体温调节中枢发育不成熟，对退热药不敏感，而且对药物耐受性低，易产生副作用。现实生活中，给孩子服用超剂量退热药导致孩子中毒死亡的实例，并不罕见。因此，孩子发热后，家长千万不要自作主张，随意用药，应及时就医，查明原因；有感染病灶者，还应给予那些无毒副作用又有特效的抗生素治疗。

给新生宝宝安全喂药的 9 个法则

刚刚出生的宝贝，吞咽能力还没有发育成熟，喂药时药液很容易呛到气管里。加上胃贲门肌松弛，容易发生呕吐，喂药时妈妈更要谨慎，以下推荐的方法对妈妈会有所帮助：

（1）最佳喂药时间宜在吃奶后 1 ~ 2 小时，这时胃中的奶已部分排出，可以减少药物刺激引起的呕吐。

（2）需要空腹服用的药物，宜在吃奶后 3 ~ 4 小时喂食，这时宝贝的胃已经排空，有利于药物吸收。

（3）宝贝太小，可能会吸吮得很慢，妈妈要有耐心，切勿着急。

（4）不管是药片、药粉还是药丸，先溶解在水中，让宝贝通过奶瓶吸吮进去。但要注意药液温度，一般以 30 ~ 35℃ 为宜。

（5）喂药时可以抱着宝贝，保持侧卧或头部侧位，头部稍提高，防止呕吐引起窒息。

（6）喂药速度要缓慢，每次不宜喂得过多。先从数滴开始，观察宝贝的吸吮和吞咽情况。如果没出现呛咳，增加到 1 ~ 2 毫升。一次最多喂 2 ~ 3 毫升，不要太多，以免误吸到气管里。

（7）一定要在宝贝呼吸平稳的安静情况下喂药，并在喂药前后仔细观察宝贝的面色、呼吸等情况，如有异常情况马上停止喂药，赶快去看医生。

（8）喂完药后避免搬动宝贝，保持安静状态或使其睡 30 ~ 60 分钟，保证药液吸收到血液里以免引起呕吐。

（9）刚出生的宝贝胃肠道抵抗力非常弱，碾碎药物、溶解及喂药的用具一定要注意清洁，以免引起胃肠感染。

晒晒太阳，宝宝强壮

到户外晒太阳，可以吸收阳光中的紫外线，促使人体皮肤中的胆固醇转化为维生素 D，可预防维生素 D 缺乏性佝偻病。

新生儿要不要晒太阳呢？回答是肯定的。其实新生儿也非常需要户外活动和晒晒太阳。在夏秋季节出生的新生儿，在出生后半个月即可开始短时间、间断地在户外晒晒太阳，接触一下大自然，呼吸一些新鲜空气，这对新生儿的生长发育和健康都有好处。满月后再逐渐增加户外活动的时间。

刚开始到户外时，可选在风和日丽的天气，每次活动的时间可稍短一些，待新生儿适应后逐渐增加时间和次数。在夏季不要让太阳直射身体；应在风小的地方晒太阳，能暴露出皮肤的部位尽量多暴露，但不要使新生儿受凉。

在室内可将新生儿的小床放在太阳能照到的地方，打开窗户，让阳光照到新生儿身上，并可使室内的空气流通、新鲜，也非常有益于新生儿的健康。

正确进行婴儿抚摸

· 婴儿抚触的顺序

头部→胸部→腹部→上肢→下肢→背部→臀部

1. 头部

（1）用两手拇指指腹从眉间向两侧滑动。

（2）两手拇指从下颌上、下部中央向外侧、上方滑动；让上下唇形成微笑状。

（3）一手托头，用另一只手的指腹从前额发际向上、后滑动，至后下发际，停止于两耳后乳突处，轻轻按压。

2. 胸部

两手分别从胸部的外下方（两侧肋下缘）向对侧上方交叉推进，至两侧肩部，在胸部划一个大的交叉，避开新生儿的乳头。

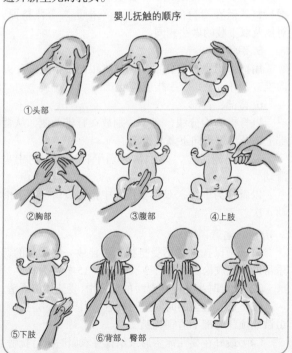

婴儿抚触的顺序

①头部

②胸部　　　③腹部　　　④上肢

⑤下肢　　　⑥背部、臀部

3.腹部

示、中指依次从新生儿的右下腹至上腹向左下腹移动，呈顺时针方向画半圆，避开新生儿的脐部。

4.四肢

两手交替抓住婴儿的一侧上肢从腋窝至手腕轻轻滑行，然后在滑行的过程中从近端向远端分段挤捏。对侧及双下肢的做法相同。

5.手和足

用拇指指腹从婴儿手掌面或脚跟向手指或脚趾方向推进，并抚触每个手指或脚趾。

6.背部、臀部

以脊椎为中分线，双手分别放在脊椎两侧，从背部上端开始逐步向下渐至臀部。

婴儿呈俯卧位，两手掌分别于脊柱两侧向中央滑动。

以脊柱为中线，双手食指与中指并拢由上至下滑动4次。

· 抚触的注意事项

（1）确保抚触时不受打扰，可伴放一些柔和的音乐帮助彼此放松。以每日3次，每次15分钟为宜。

（2）抚触时小儿应在温暖的环境中，婴儿体位舒适。

（3）选择适当的时间进行抚触，当婴儿觉得疲劳、饥饿或烦躁时都不适宜抚触。

（4）最好在婴儿沐浴后或给他穿衣服时进行抚触，

抚触时房间需保持温暖。

（5）做抚触之前，要将双手指甲修平，无倒刺，并将首饰摘掉，以免划伤孩子的皮肤。

（6）抚触之前需温暖双手，将婴儿润肤液倒在掌心，先轻轻抚触，随后逐渐增加压力，以便婴儿适应。

新生儿黄疸

新生儿黄疸是指新生儿体内胆红素过高而引起的一种疾病，严重时可导致新生儿神经系统受损引发胆红素脑病，影响新生儿智力发育，是严重威胁新生儿健康的"隐形杀手"。因此及早发现和治疗新生儿黄疸在优育学方面和提高人口素质方面具有极其重要的意义。对新生儿黄疸的治疗，尤其要注意三早，即"早发现、早诊断、早治疗"，做到未雨绸缪。

正常的生理性新生儿黄疸一般在出生后的 3~5 天出现，到 10 天左右就基本消退，最晚不会超过 3 周。大部分的新生儿黄疸都会在第 2 周消退。假如在第 2 周，父母依然发现孩子出现比较明显的黄疸，这个时候就需要多留心，及时区分生理性黄疸与病理性黄疸以免延误治疗。

·新生儿黄疸症状

生理性黄疸一般黄疸色不深，妈妈会发现宝宝的食欲依然很好，精神也不错，没有过多的吵闹现象。在 7~10 天的时候就会自然消退。病理性黄疸则出现黄疸时间过早，或者症状过重、延续时间长，这个时候就要怀疑是病理性的黄疸。病理性黄疸通常有这样一些症状：在新生儿出生后 24 小时内黄疸就非常明显；黄疸遍及全身，为橘黄色，且在短时间内明显加深；黄疸减轻消退后又加重或重新出现；黄疸出现后 2～3 周仍不减轻甚至更明显；宝宝的大便颜色淡或呈白色，尿呈深黄色；黄疸同时伴随有发热、拒奶、精神不好、嗜睡、两眼呆滞等症状。

·新妈妈细心呵护

（1）生理性黄疸：生理性黄疸通常是由于婴儿的肝脏功能不成熟而造成的。随着新生儿肝脏处理胆红素的能力加强，黄疸会自然消退，所以生理性的黄疸，家长一般不需要额外的护理，在孩子黄疸期间可以适量多喂温开水或葡萄糖水利尿。

（2）病理性黄疸：严重的病理性黄疸可并发"脑核性黄疸"，通常称"核黄疸"，造成神经系统损害，导致儿童智力低下等严重后遗症，甚至死亡。父母需要仔细观察孩子的黄疸变化，当出现特殊情况时，应及时送往医院，请求医生的帮助。

新生儿鹅口疮

鹅口疮又称"雪口疮"，是由一种叫作"白色念珠菌"的真菌引起的口腔黏膜感染性疾病。此病多见于新生儿，多通过被真菌污染的母亲或医护人员的手、吃奶用具感染，也可由患霉菌性阴道炎的母亲在生产时传染引起。

鹅口疮的表现主要为：在牙龈、颊黏膜或口唇内侧等处出现乳白色奶片样的膜样物，呈斑点状或斑片状分布。膜样物表面光滑且容易被刮去，刮去后出现潮红的黏膜。患处一般无疼痛等不适感觉，大多也不影响小孩吃奶，但病变范围大者对吃奶可能会有一些影响。

第三周时，很多新手父母们都会在心里暗暗舒口气：最手忙脚乱的时间过去了。不过要提醒大家的是，假如卫生工作不够到位，孩子也可能会患"鹅口疮"。

· 新生儿鹅口疮症状

在新生儿的口里，出现白颜色的东西，看起来有点像奶片，开始是一小片一小片，慢慢地融合成一大片。一般的奶块很容易擦掉，但是鹅口疮则不易擦掉。有的父母会用手忍制扣掉，被剥落的部位会少量出血，但没有多久，你会发现在原来的部位又出现了新的白片。

一般情况下，孩子出现"鹅口疮"，不痛、不影响吃奶，也不会出现其他症状；但是如果鹅口疮特别严重，整个嘴里都被覆盖住，这个时候孩子可能会出现呕吐、吞咽困难、声音嘶哑或呼吸困难等症状。

· 新妈妈细心呵护

鹅口疮在新生儿中很多见，最重要的原因在于婴幼儿抵抗力差，易通过食具、奶头等途径受真菌感染。预防鹅口疮的最好方法就是做好哺乳时的清洁卫生。

对于母乳喂养的孩子，妈妈在让孩子进食前，要做好个人的清洁卫生，用清水轻轻擦洗孩子的入口部

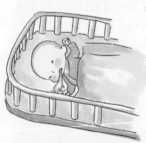

分，妈妈的内衣要保持清洁、干燥，注意清洁手及经常接触孩子的部分；吃配方奶或者是混合喂养的宝宝，要注意奶瓶的清洁卫生，使用前用开水煮一下，一般以20分钟为宜；宝宝进食过后，可以给孩子喂点清水，使霉菌不易生长和繁殖。

发现宝宝已经患有鹅口疮，妈妈可用消毒棉签蘸2%苏打水清洗患处，然后涂上2%甲紫，每天3～5次。不严重的情况下，2～3次就有明显效果。同时给患儿口服维生素C和复合维生素B。如果症状比较严重，最好还是到医院，在医生的指导下进行处理。

新生儿呕吐

呕吐是新生儿常见的症状，绝大多数是由于喂养不当引起的。如喂奶不定时，有时吃得太多，有时又进食不够，使胃肠的运动缺乏规律性；喂奶前后如哭闹，

奶头眼儿太大，吃奶时会吸进大量空气，当空气由胃溢出时就会把奶带出来，造成呕吐。因此，孩子呕吐先要在喂养方法上找原因，如果发现问题，及时纠正之后孩子就不吐了，那就说明呕吐是喂养不当引起的。

婴儿呕吐并不是这一周出现的新情况，但是如果一直延续到本周，并且有症状加重的表现，这样的呕吐多半是不正常的，新妈妈需要多加重视。

·新生儿呕吐症状

说起新生儿的呕吐，很多妈妈会将溢乳与新生儿呕吐混淆起来，两者的差别在于：一般溢奶是从孩子的口角边上自然流出，孩子的表情很安定，不会有明显的异常表现；呕吐则不同，通常在呕吐之前可以发现孩子情绪不佳、烦躁不安，呕吐时可见到孩子表情痛苦，呕吐物是从胃中冲出来的。

·新妈妈细心呵护

仔细观察孩子呕吐物的性质，如果不是咖啡色或带血丝的（母亲奶头有伤口的除外），也不是草绿色或粪质样，孩子表现正常、反应灵活、肤色红润、肚子不胀、没有发热、大便正常、吐后仍然想吃东西就不要紧。为了减少呕吐发生，一般在喂奶后将孩子竖着抱起来，伏在妈妈肩上轻拍小儿背部让其将吞入的空气呼出来，再轻轻放平向右侧卧即可。在出现下列症状时，需要带宝宝去医院：把宝宝竖立抱起后没有明显效果；孩子呕吐时，精神不好，伴有发热现象，也有些孩子虽然体温没有上升，但是出现拒绝进食，孩子明显消瘦或者是腹泻水样大便和血性大便、大便不通等，只要出现任何一种现象，就应该立刻带孩子去医院就诊。

宝宝眼屎多，不是上火

有的新生儿有眼屎多或流泪的表现，家长通常认为是患儿"上火"所致，其实这是先天泪道发育障碍或新生儿结膜炎的炎性分泌物所致。

新生儿的泪腺极小，约 1 个月后才具有分泌功能，故新生儿哭而无泪。泪道排出泪水的功能要在新生儿出生后几周甚至几个月才完成。

先天性鼻泪管闭塞新生儿临床常见症状是溢泪，多数发生在出生后 10 天或稍后时间，在泌泪功能充分发育后开始有流泪，有时伴有不同的结膜炎，有黏液或脓性分泌物，表明已有感染。如有上述症状，家长应及时带孩子就诊，根据不同的情况做处理，应用按摩疗法，每天 2 ~ 3 次。如有分泌物存在，应用抗生素眼药水点眼、鼻泪管治疗。

宝宝便秘，不容小觑

婴儿便秘是很常见的问题，一般是指婴儿超过 3 ~ 4 天不排大便，排出的大便又硬又干，甚至出现肛门损伤、出血等情况。如果婴儿存在便秘，大便表面带有少许血丝，则可能是硬性的大便损伤肛门所致，只要纠正便秘，血便可自然消失。如果孩子大便通畅，大便不硬，也没有腹胀及呕吐现象，精神和食欲都很好，那么即使孩子 2～3 天才排 1 次便，也不用特殊处理。一般来说，人工喂养的婴儿比母乳喂养的婴儿更容易发生便秘。

造成便秘的原因主要有：没有及时给孩子添加辅助食物，添加的辅助食物量不足，食物过于精细或者饮食中缺少含膳食纤维的食物，如蔬菜、水果等。此外，添加了配方奶的婴儿也容易发生便秘，因为配方奶中的酪蛋白较多，含糖量较少，容易使大便干燥。婴儿活动量过少也是便秘的常见原因之一。

便秘的处理视情况而定：如果孩子大便减少是因为母乳不足，那么可以及时给孩子增加奶量；如果孩子吃的是配方奶粉，在两次喂奶期间，可适当多喂白开水，也可以加点果汁，或者给婴儿喂米汤；4 个月大的婴儿可以添加一些果酱、菜糊；选用含低聚糖的配方奶粉也有助于预防便秘发生；每天顺时针给孩子按摩腹部有助于改善便秘，每次 10～15 分钟，每天 2～3 次；增加户外活动，多运动可以促进肠蠕动，使大便通畅。

如果婴儿存在顽固性便秘，经上述处理均无效，就需要请医生进一步检查和治疗。因为便秘还有可能是其他疾病的表现，例如先天性巨肠症、肛门疾病、甲状腺功能不全等。